中国医学临床百家·病例精解

首都医科大学附属北京佑安医院

眼耳鼻咽喉口腔科疾病

病例精解

总主编 / 金荣华
主　编 / 鲍诗平

科学技术文献出版社
SCIENTIFIC AND TECHNICAL DOCUMENTATION PRESS
·北京·

图书在版编目（CIP）数据

首都医科大学附属北京佑安医院眼耳鼻咽喉口腔科疾病病例精解 / 鲍诗平主编. —北京：科学技术文献出版社，2021. 5

ISBN 978-7-5189-7603-4

Ⅰ. ①首…　Ⅱ. ①鲍…　Ⅲ. ①眼病—病案—分析 ②耳鼻咽喉病—病案—分析 ③口腔疾病—病案—分析　Ⅳ. ① R76 ② R77 ③ R78

中国版本图书馆 CIP 数据核字（2020）第 268115 号

首都医科大学附属北京佑安医院眼耳鼻咽喉口腔科疾病病例精解

策划编辑：蔡　霞　　责任编辑：蔡　霞　　责任校对：张吲哚　　责任出版：张志平

出 版 者　科学技术文献出版社
地　　址　北京市复兴路15号　　邮编 100038
编 务 部　（010）58882938，58882087（传真）
发 行 部　（010）58882868，58882870（传真）
邮 购 部　（010）58882873
官方网址　www.stdp.com.cn
发 行 者　科学技术文献出版社发行　全国各地新华书店经销
印 刷 者　北京地大彩印有限公司
版　　次　2021 年 5 月第 1 版　2021 年 5 月第 1 次印刷
开　　本　787 × 1092　1/16
字　　数　156 千
印　　张　15.25
书　　号　ISBN 978-7-5189-7603-4
定　　价　128.00元

编委会

首都医科大学附属北京佑安医院·病例精解

编委会名单

五官中心

首都医科大学附属北京佑安医院
眼耳鼻咽喉口腔科疾病病例精解
编著者名单

主　　编　鲍诗平

副主编　董宏伟　郭莹

编　　委（按姓氏拼音排序）

陈　超　董佳佳　杜葵芳　贾婧杰　江玲燕

焦　楠　孔文君　李　上　李雨辰　林　璐

孟　凯　阮　方　邵　姗　孙欣彤　王　潇

王　欣　王凯丽　谢连永　杨　琳　于译茜

昝　芳　张　帆　张　薇

秘　　书　焦　楠

主编简介

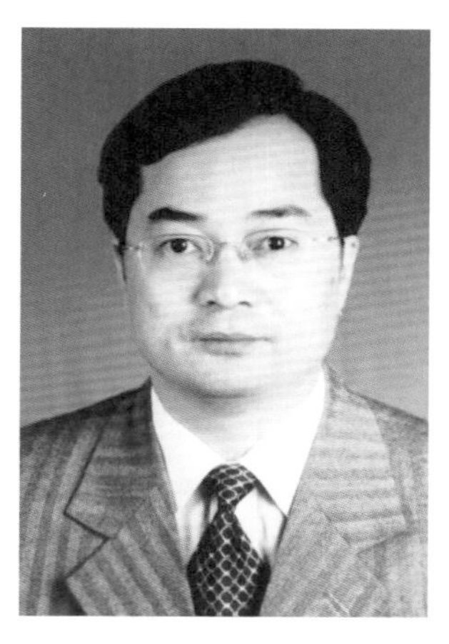

鲍诗平 主任医师、教授，硕士研究生导师。首都医科大学附属北京佑安医院五官中心主任、耳鼻咽喉头颈外科主任、临床第六党支部书记。

曾任中国第二十批援非医疗队队长，现任中国医师协会耳鼻咽喉头颈外科分会感染学组组长，中国医疗保健国际交流促进会耳鼻咽喉头颈外科专业委员会委员、北京医学会耳鼻咽喉科专业委员会委员、中国医师协会内镜医师分会委员、世界内镜医师协会中国协会耳鼻喉科内镜与微创专业委员会委员、首都医科大学耳鼻咽喉学院院委会委员、中华医学会及北京医学会医疗事故技术鉴定专业委员会专家，《国际耳鼻咽喉学杂志》《中国耳鼻咽喉头颈外科杂志》《北京医学杂志》《世界睡眠医学杂志》等杂志编委。

曾赴美国哈佛大学MGH医院和德国弗莱堡大学进行专业学习。迄今发表中英文专业论文25篇，主持申请并获得国家专利1项，参加了多项国家级及市级科研项目。擅长耳外科、鼻内镜外科、阻塞性睡眠呼吸暂停综合征及头颈肿瘤的手术治疗。荣获第一届耳鼻咽喉科医师大会“金柳叶刀奖”，第八届中国健康年最受欢迎名医。

序言

首都医科大学附属北京佑安医院是一家以感染、传染及急慢性相关性疾病群体为主要服务对象和重点学科，集预防、医疗、保健、康复为一体的大型综合性医学中心，形成了病毒性肝炎与肝癌、获得性免疫缺陷综合征（艾滋病）与新发传染病、感染免疫与生物医学三大领域的优势学科。建有北京市肝病研究所、北京市中西医结合传染病研究所、国家中西医结合肝病重点专科、北京市乙型肝炎与肝癌转化医学重点实验室、北京市艾滋病重点实验室、北京市重大疾病临床数据样本资源库、首都医科大学肝病与肝癌临床研究所、北京市国际科技合作传染病转化医学基地。

作为感染性和传染性疾病的临床救治中心，首都医科大学附属北京佑安医院承担着北京市，乃至全国突发公共卫生事件及重大传染病的应急和医疗救治任务，积累了大量宝贵的临床经验。随着医学科技的进步，临床专业的划分与定位也日趋精细，对疾病诊疗精准化要求也不断提升。为让临床医生更好地掌握诊治思路、锻炼临床思维、提高诊疗水平，我们将收治的部分典型或疑难病例进行了分门别类的整理，并加以归纳总结和提炼升华，以期将这些宝贵的临床经验更好地留存和传播。

本套丛书是典型及疑难病例的汇编，是我院16个重点学科临床经验的总结和呈现，每个病例从主要症状、体征入手，通过病例特点的分析，逐步抽丝剥茧、去伪存真，最终找到疾病的本质，给予患者精准的诊疗。每个病例均通过对临床诊疗的描述，展示出作者的临床思维过程，最后再以病例点评的形式进行总结，体现了理论与实践的结合、多学科的紧密配合，是科室集体智慧的结晶，是编者宝贵经验的精华，相信对大家开拓临床思维、提高临床诊疗水平有所裨益。

本套丛书的编写得到了首都医科大学附属北京佑安医院广大专家们的大力支持和帮助，在此表示感谢。但由于水平有限，书中难免出现错漏之处；加之医学科学快速发展，部分观点需要及时更新，敬请广大读者批评指正。我们也将在提升医疗水平的同时，持续做好临床经验的总结和分享，与大家共同进步，惠及更多的同行与患者。

金荣华

前　言

首都医科大学附属北京佑安医院五官中心，涉及眼科、耳鼻咽喉头颈外科、口腔科，在伴有感染及传染性疾病的眼科、耳鼻咽喉头颈外科、口腔科疾病的诊疗方面一直处于国内领先水平，在长期诊疗实践中，积累了丰富的临床经验。目前国内尚未有系统介绍伴有感染及传染性疾病的眼科、耳鼻咽喉头颈外科、口腔科相关疾病的书籍，因此把相关经验总结成书非常有必要。

全书分为三章，详细介绍了36例伴有传染及感染性的眼科、耳鼻咽喉头颈外科、口腔科相关疾病的特点及诊疗模式。书中以图文结合的方式围绕每个病例的病史、临床表现、诊断治疗、病例点评等方面进行阐述，旨在使眼科、耳鼻咽喉头颈外科、口腔科医生及全科医生、基层医生、进入临床实习的医学生在短时间内迅速提高对此类特殊病例的认识能力，提升诊疗水平。目前国内外尚未见同类书籍出版，本书填补了对伴有感染及传染性疾病的眼科、耳鼻咽喉头颈外科、口腔科疾病诊疗的空白，具有独创性和很高的实用价值，适用于不同等级医院及相关机构。

参与本书编写的人员全部为首都医科大学附属北京佑安医院五官中心的各级医生，因此本书是大家共同努力的结果，是集体智慧的心血和结晶。本书主编单位为首都医科大学附属北京佑安医院，本书的编写得到了医院各级领导的高度重视和大力支持。本书还得到科学技术文献出版社的大力支持。在此，一并表示衷心感谢。由于编者水平有限、经验不足，恳请广大读者指教匡正，以便再版时更正。

鲍诗平

目　录

第一章 眼科

病例 1　艾滋病合并急性视网膜坏死

病历摘要

【基本信息】

患者，男，47 岁。主诉“2 周前无明显诱因出现咳嗽、腹泻伴脐周疼痛”，被感染科收入院。入院后无眼部不适，入院第 7 天眼科常规会诊，双眼未见明显异常。入院第 14 天主因“左眼周围视野模糊 1 天”再次就诊于眼科。左眼周边视网膜黄白色颗粒样渗出。患者拒绝眼内液检测及荧光素血管造影（fluorescence fundus angiography，FFA）等有创检查。结合患

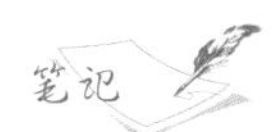

者全身情况进行相关检查：头颅 CT、脑脊液（梅毒、病毒、结核分枝杆菌、弓形虫、隐球菌等）。入院第 16 天，左眼前出现飘浮物，左眼周边视网膜黄白色颗粒样渗出明显增多，给予更昔洛韦静脉输液治疗。入院第 23 天，左眼周边视网膜黄白色颗粒样渗出明显增多，呈环形进展，给予眼内液检测、更昔洛韦全身治疗及 2 mg/0.1 mL 玻璃体腔注射。入院第 30 天，左眼底病变基本消退。

既往史：4 个月前发现 HIV 抗体阳性，开始高效抗反转录病毒治疗（highly active anti-retroviral therapy，HAART）2 个月；梅毒感染史，曾行驱梅治疗；肺部真菌感染史，服用氟康唑 2 个月，0.2 g/d。

【体格检查】

（1）入院第 14 天，全身情况：体温 38.5 ℃，咳嗽，腹泻，伴间断头痛。眼部情况：双眼视力 0.8；眼压：右眼 11 mmHg，左眼 9 mmHg；右眼前节（–）；左眼角膜后可见色素性 kp（+）、tyn（+），双眼瞳孔圆，光反射（+），晶状体（–）。眼底：右眼未见明显异常（图 1-1），左眼周边视网膜黄白色颗粒样渗出，伴有卫星灶（图 1-2）。

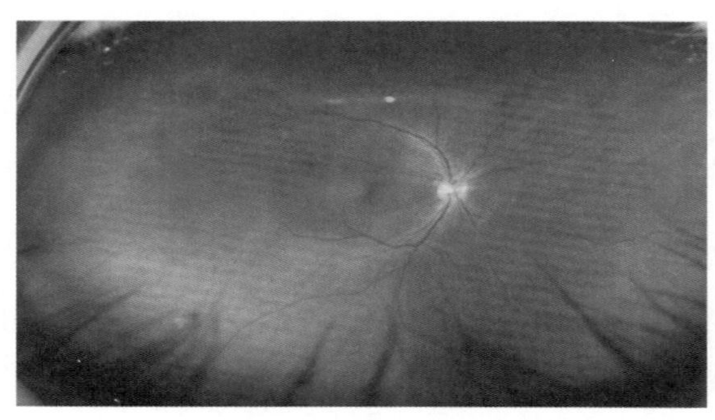

图 1-1　右眼未见明显异常

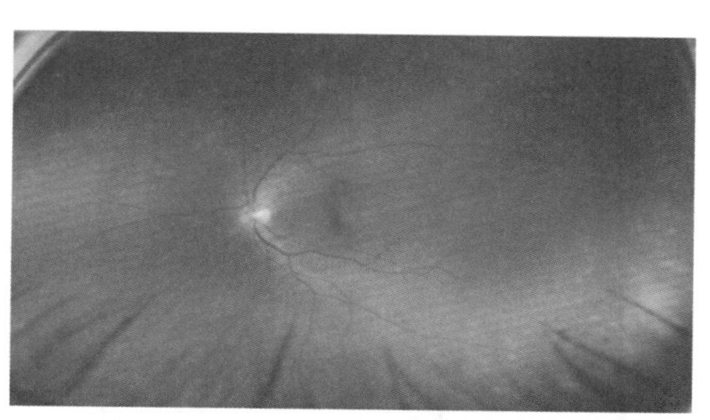

图 1-2　左眼周边视网膜黄白色颗粒样渗出伴有卫星灶

（2）入院第 16 天眼部情况：右眼视力 0.8，左眼视力 0.6；眼压：右眼 10 mmHg，左眼 9 mmHg；右眼前节（–）；左眼角膜后可见色素性 kp（+）、tyn（+），双眼瞳孔圆，光反射（+），晶状体（–）。眼底：右眼未见明显改变，左眼周边视网膜黄白色颗粒样渗出明显增多，伴有卫星灶（图 1-3）。

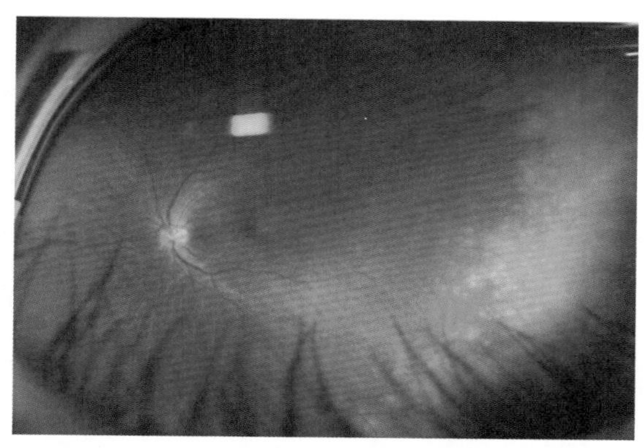

图 1-3　左眼周边视网膜黄白色颗粒样渗出明显增多伴有卫星灶

（3）入院第 23 天眼部情况：右眼视力 0.8，左眼视力 0.6；眼压：右眼 10 mmHg，左眼 8 mmHg；右眼前节（–）；左眼角膜后可见色素性 kp（+）、tyn（+），双眼瞳孔圆，光反射（+），晶状体（–）。眼底：右眼未见明显改变，左眼周边视网膜黄白色颗粒样渗出明显增多，呈环形进展（图 1-4）。

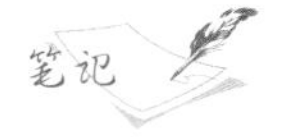

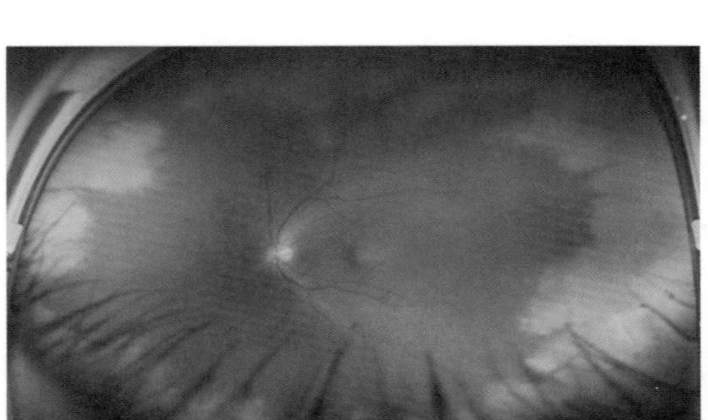

图 1-4　左眼周边视网膜黄白色颗粒样渗出明显增多呈环形进展

（4）入院第 30 天眼部情况：右眼视力 0.8，左眼视力 0.7；眼压：右眼 10 mmHg，左眼 8 mmHg；右眼前节（–）；左眼角膜后可见色素性 kp（+）、tyn（–），双眼瞳孔圆，光反射（+），晶状体（–）。眼底：右眼未见明显改变，左眼底病变基本消退（图 1-5）。

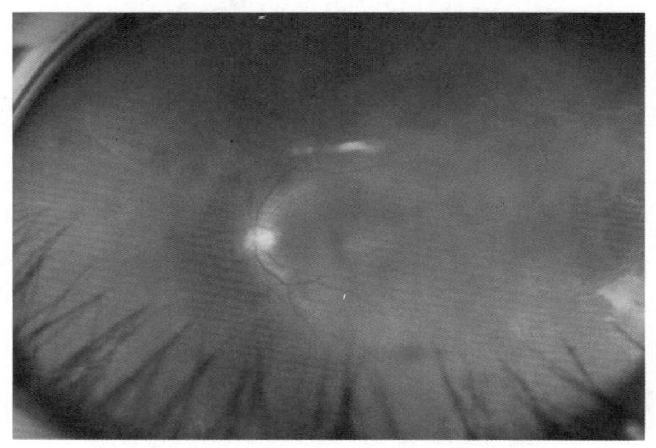

图 1-5　左眼底病变基本消退

【辅助检查】

（1）入院第 14 天时查看患者相关化验：血 HIV 病毒载量 299617 copies/mL；$CD4^+$ T 淋巴细胞计数 6 个 /μL；结核菌培养（–）；血 CMV-IgG（+），血 CMV-IgM（–）；血 CMV-

DNA ＜ 500 copies/mL；血 HSV Ⅰ - IgG（–）；血 HSV Ⅱ - IgG（–）；梅毒血清特异性抗体（+）；快速梅毒血清反应素试验（–）；可溶性曲霉菌抗原（–）。

（2）入院第 16 天时相关化验结果回报：头颅 CT 提示脑实质未见明显异常；脑脊液 CMV-DNA ＜ 500 copies/mL；HSV Ⅰ - IgG（–）；HSV Ⅱ - IgG（–）；梅毒血清特异性抗体（–）；快速梅毒血清反应素试验（–）；TB-DNA 未检出；真菌培养提示未培养出真菌；隐球菌（–）；弓形体抗体 IgM、IgG（–）。

（3）入院第 23 天房水检测：水痘—带状疱疹病毒（varicella-zoster virus，VZV）3.75×10^4 copies/mL，EBV ＜ 500 copies/mL，巨细胞病毒（cytomegalovirus，CMV）＜ 500 copies/mL，房水单纯疱疹病毒（herpes simplex virus，HSV）＜ 500 copies/mL。

【诊断】

急性视网膜坏死（acute retinal necrosis，ARN）；梅毒；获得性免疫缺陷综合征（acquired immune deficiency syndrome，AIDS）；肺部真菌感染。

【诊断依据】

（1）艾滋病、梅毒、肺部真菌感染的诊断：患者既往 4 个月前发现艾滋病病毒（human immunodeficiency viru，HIV）抗体阳性，开始高效抗逆转录病毒治疗 2 个月；梅毒感染史，曾行驱梅治疗；肺部真菌感染史，服用氟康唑 2 个月，0.2 g/d。

（2）急性视网膜坏死的诊断：左眼前节可见前房细胞、视网膜周边部多发的黄白色坏死灶、视网膜坏死灶在 1 周内快速进展。房水检测：VZV 3.75×10^4 copies/mL。

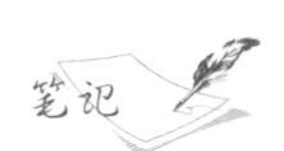

【治疗经过】

更昔洛韦 5 mg/（kg · d），12 小时 / 次，静脉滴注；更昔洛韦 2 mg/0.05 mL 玻璃体腔注射。

病例分析

1. AIDS 患者眼底黄白色病变常见疾病

（1）巨细胞病毒视网膜炎：为典型的进行性、坏死性视网膜炎，沿血管分布的黄白色病灶伴片状出血，合并视网膜血管炎，眼底常表现为奶酪加番茄酱样改变（图 1-6）。眼前节通常表现阴性。此患者眼前节可见色素性 kp（+）、tyn（+），血液及房水 CMV-DNA ＜ 500 copies/mL，可排除此病。

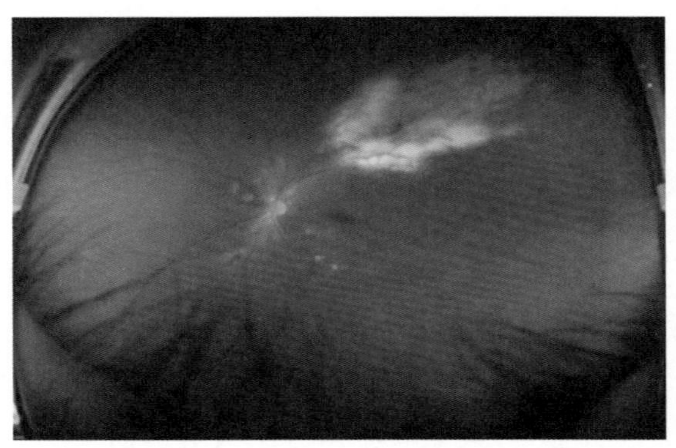

典型的进行性、坏死性视网膜炎，沿血管分布的黄白色病灶伴片状出血，合并视网膜血管炎，为奶酪加番茄酱样改变。

图 1-6　巨细胞病毒视网膜炎眼底表现

（2）原发性眼内淋巴瘤（primary intraocular lymphoma，PIOL）：表现为眼前黑影飘浮、视物模糊，80% 的患者双眼先后受累，出现伪装综合征，玻璃体呈泥沙状灰白色混浊，视网膜或网膜下可见呈黄白色奶油状浸润病灶，边界不清（图 1-7）。

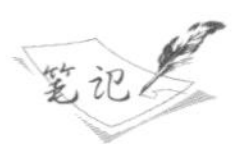

此患者为单眼患病，未见玻璃体腔内泥沙样混浊，可排除此病。

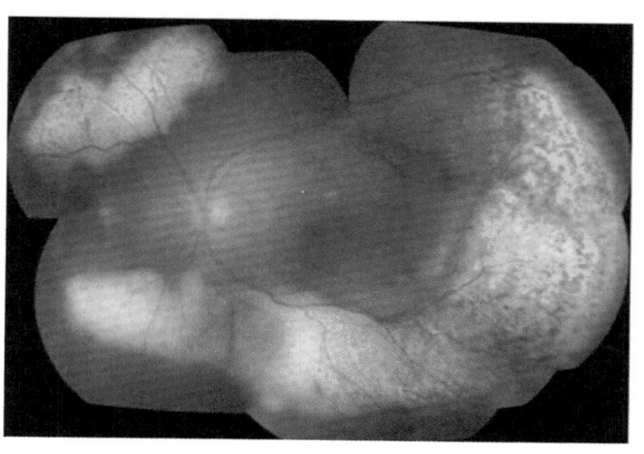

视网膜或网膜下可见黄白色奶油状浸润病灶，边界不清。
图 1-7　原发性眼内淋巴瘤

（3）进行性外层视网膜坏死（progressive outer retinal necrosis，PORN）：是 HIV 感染者中水痘–带状疱疹病毒视网膜炎的一种独立类型，表现为多灶性脉络膜和后部视网膜深层混浊病灶，无玻璃体和前房炎症，没有视网膜血管炎，进展迅速，预后极差（图 1-8）。此患者虽为 HIV 抗体阳性，房水中 VZV 为 3.75×10^4 copies/mL，但是患者有眼前节反应及视网膜血管炎，经过治疗预后良好，故可除外此病。

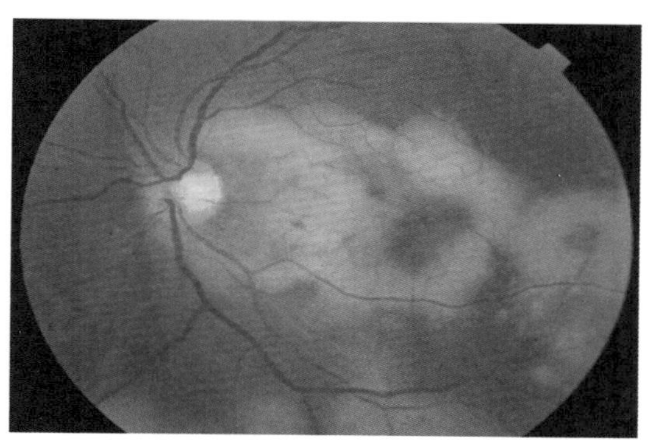

多灶性脉络膜和后部视网膜深层混浊病灶，无玻璃体和前房炎症，没有视网膜血管炎。
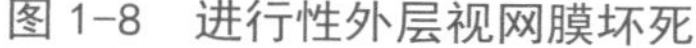
图 1-8　进行性外层视网膜坏死

（4）急性视网膜坏死

1）眼部表现：见表 1-1。

表 1-1 眼部表现

眼部早期表现	病程演变
1a 前房细胞或羊脂状 kp	2a 视网膜坏死灶快速进展
1b 视网膜周边部单发或多发的黄白色坏死灶	2b 视网膜裂孔后视网膜脱离发生
1c 视网膜动脉炎	2c 视网膜血管闭塞
1d 视盘充血	2d 视神经萎缩
1e 玻璃体炎性混浊	2e 抗病毒治疗有效
1f 眼内压升高	

2）眼内液病毒学检测：患眼房水 HSV 或 VZV DNA 检测阳性。

3）分类诊断：①病毒学诊断 ARN，眼部早期表现 1a、1b + 病程演变任意 1 项 + 眼内液病毒学检测阳性；②病毒学诊断未明确 ARN：眼部早期表现任意 4 项（包括 1a、1b）+ 病程演变任意 2 项 + 眼内液病毒学检测阴性或未行检测。

2. PORN 与 ARN 的鉴别

PORN 与 ARN 的鉴别要点（表 1-2）。

表 1-2 PORN 与 ARN 的鉴别要点

	PORN	ARN
症状	急性视力下降	视物模糊
	视野缩小	周边视野异常
	眼前飘浮物	眼前飘浮物
	无疼痛	眼痛

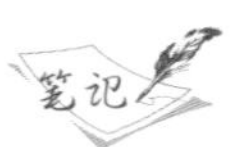

续表

	PORN	ARN
体征	VZV	VZV，HSV-1，HSV-2，CMV
	HIV/AIDS	HIV（+）or（-）
	周边视网膜和（或）后极的病变	周边多发性坏死病灶
	病变迅速进展	病变快速进展
	早期外层视网膜受累，之后累及全层	全层视网膜受累
	无或轻微前房玻璃体反应	玻璃体炎性混浊和（或）眼前节炎性反应
	无视网膜血管炎症	闭塞性血管炎，动脉为主
	无巩膜炎	巩膜炎
	视神经萎缩	视神经萎缩
	血管周围不受累	血管周围可见视网膜炎浸润
预后	极差	预后不一

3. AIDS 患者 ARN 的治疗

治疗 VZV 感染首选更昔洛韦，笔者常采用更昔洛韦静脉输液治疗联合玻璃体腔注射治疗。更昔洛韦每天 5 mg/kg，2 h/ 次，静脉滴注；更昔洛韦 2 mg/0.05 mL 玻璃体腔注射。

病例点评

有学者认为，ARN 和 PORN 是坏死性疱疹性视网膜病变谱的两种截然不同的临床改变，都可由 VZV 引起，但 PORN 只见于艾滋病患者；也有学者认为，ARN 和 PORN 是同一系列坏死性疱疹性视网膜病变，其表现取决于患者的免疫状态。

HIV 感染者，由于存在免疫功能高度障碍，机体对病原体反而不会发生剧烈的炎症反应，使许多视网膜炎会失去原有疾

病的特征而出现非典型的改变。本例患者诊断为 ARN，患者之所以没有玻璃体炎和明显的视网膜动脉炎，是由于其处于艾滋病期，$CD4^+$ T 淋巴细胞数量过低，使其对病原体的免疫反应减弱。

参考文献

1. CHAN C C，SEN H N. Current concepts in diagnosing and managing primary vitreoretinal（intraocular）lymphoma. Discov Med，2013，15（81）：93-100.
2. SAGOO M S，MEHTA H，SWAMPILLAI A J，et al. Primary intraocular lymphoma. Annals of Ophthalmology，2014，59（5）：503-516.
3. CHRONISTER C L，KAISER H，PAGANI J M. Progressive outer retinal necrosis in a patient with acquired immune deficiency syndrome. Clinical & Experimental Optometry，2011，94（4）：389-392.
4. TAKASE H，OKADA A A，GOTO H，et al. Development and validation of new diagnostic criteria for acute retinal necrosis. Japanese Journal of Ophthalmology，2015，59（1）：14-20.
5. CHAWLA R，TRIPATHY K，GOGIA V，et al. Progressive outer retinal necrosis-like retinitis in immunocompetent hosts. Bmj Case Rep，2016，2016：bcr2016216581.
6. ITTNER E A，BHAKHRI R，NEWMAN T. Necrotising herpetic retinopathies：a review and progressive outer retinal necrosis case report. Clinical & Experimental Optometry，2016，99（1）：24-29.

（陈超）

病例 2　巨细胞病毒视网膜炎

病历摘要

【基本信息】

患者，男，35 岁。主诉“双眼巨细胞病毒视网膜炎”收入我院眼科住院治疗。患者 1 周前无明显诱因出现左眼视物模糊于我院眼科门诊就诊，未见眼红、眼痛、视物变形等不适。

既往史：1 年前发现 HIV 抗体（+），开始 HAART 治疗 1 个月。门诊检查结果：血 HIV 病毒载量 175491 copies/mL。

【体格检查】

（1）全身情况：体温 36.5 ℃，血压 120/80 mmHg，心率 74 次 / 分，呼吸 19 次 / 分。神志清，精神可，皮肤、巩膜无黄染，双肺呼吸音清，未闻及干、湿性啰音，心律齐，未闻及杂音，腹软，无压痛及反跳痛。

（2）眼科检查：双眼矫正视力，右眼 0.4，左眼 0.2；双眼眼压：右眼 11 mmHg，左眼 12 mmHg；双眼结膜无充血，角膜清，前房中深，瞳孔圆，对光反射存在，晶状体清亮，玻璃体轻混浊；眼底：右眼颞上方沿血管分布可见渗出及点状出血，左眼与视盘相连的颞下方有片状渗出和出血，累及黄斑区，可见血管腊肠样改变（图 2-1，图 2-2）。

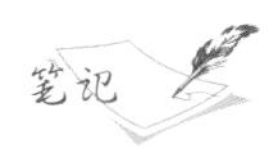

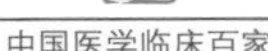

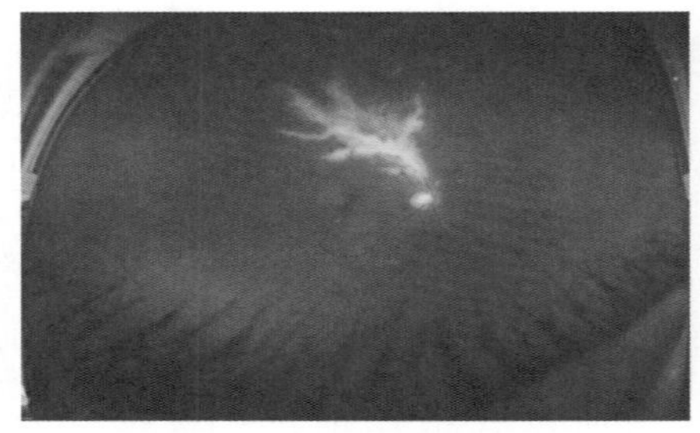
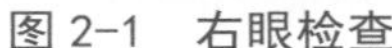
图 2-1　右眼检查

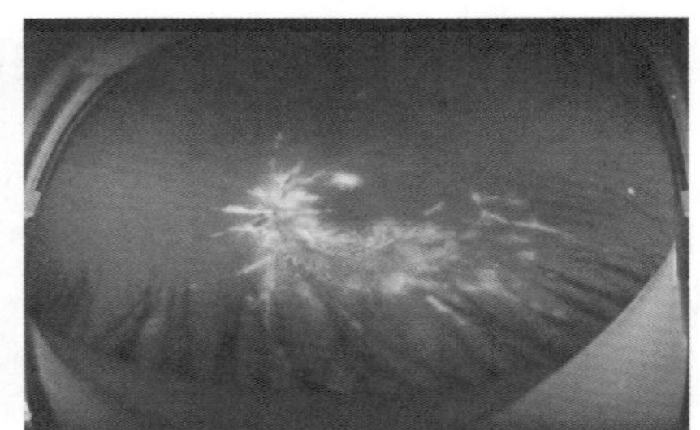
图 2-2　左眼检查

【辅助检查】

（1）全身血液检查：$CD4^{+}$ T 淋巴细胞计数 38 个 /μL；结核菌培养（–）；血 CMV-IgG（+），血 CMV-IgM（–）；血 CMV-DNA ＜ 500 copies/mL；梅毒血清特异性抗体（–）；快速梅毒血清反应素试验（–）；可溶性曲霉菌抗原（–）。

（2）眼科 OCT 检查：右眼黄斑区中心凹外层结构损伤，左眼病灶累及黄斑，层间部分结构不清，中心凹可见色素上皮层脱离（图 2-3，图 2-4）。

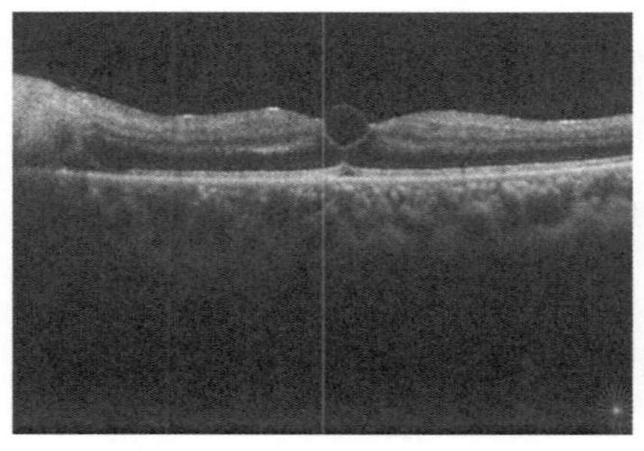
图 2-3　右眼 OCT 检查

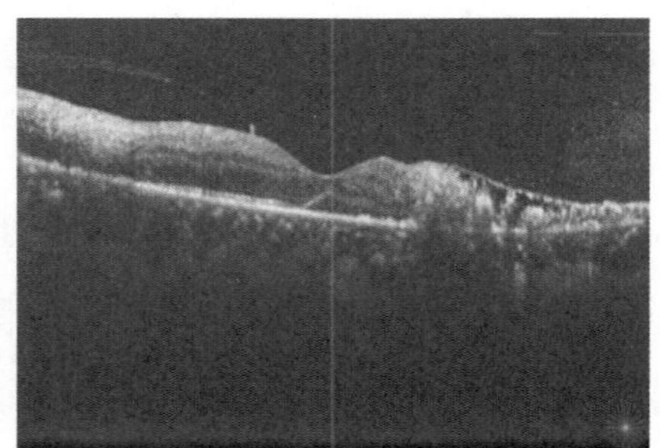
图 2-4　左眼 OCT 检查

（3）眼内液检测：房水检测，右眼 EB-DNA（–），CMV-DNA 3.56×10^{5} copies/mL；左眼 EB-DNA（–），CMV-DNA 7.42×10^{5} copies/mL。

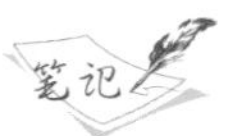

【诊断】

双眼巨细胞病毒视网膜炎；AIDS。

【诊断依据】

（1）双眼巨细胞病毒视网膜炎的诊断：双眼眼底，右眼颞上方沿血管分布可见渗出及点状出血，左眼与视盘相连的颞下方有片状渗出和出血，累及黄斑区，可见血管腊肠样改变。房水检测：右眼 CMV-DNA 3.56×10^5 copies/mL，左眼 CMV-DNA 7.42×10^5 copies/mL。

（2）AIDS：患者既往 1 年前发现 HIV 抗体（+），开始 HAART 治疗 1 个月。门诊检查结果：血 HIV 病毒载量 175491 copies/mL。

【治疗经过】

（1）双眼巨细胞病毒视网膜炎：更昔洛韦每天 5 mg/kg，2 小时 / 次，静脉滴注，3 周后改为口服更昔洛韦 1000 mg，8 小时 / 次；双眼更昔洛韦 3 mg/0.05 mL，玻璃体腔注射每周 2 次，右眼注射 5 次，左眼注射 6 次。3 个月后复查：右眼视力 1.0，左眼视力 0.6；眼底病灶得到控制（图 2-5 至图 2-10）；OCT 检查：双眼黄斑区外层结构紊乱，左眼较重（图 2-11，图 2-12），房水 CMV-DNA（–）。

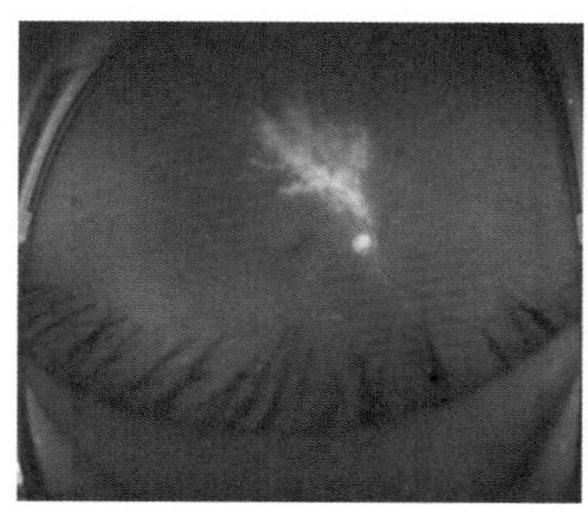

图 2-5　1 周后右眼眼底

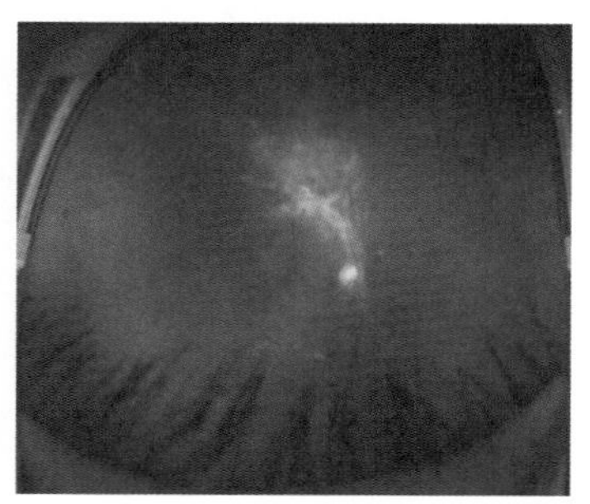

图 2-6　2 周后右眼眼底

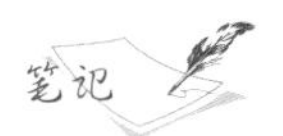

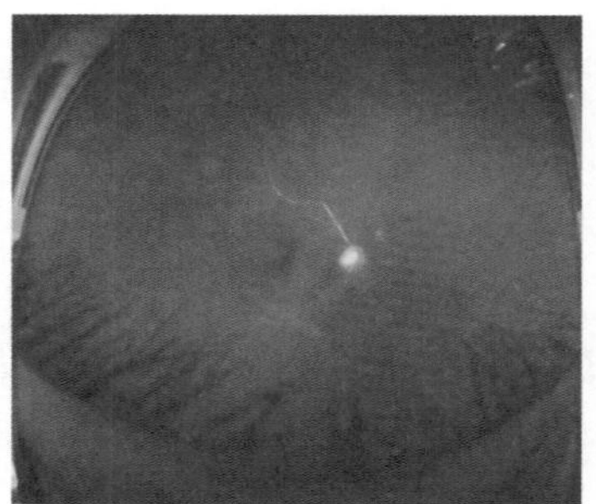
图 2-7　3 个月后右眼眼底

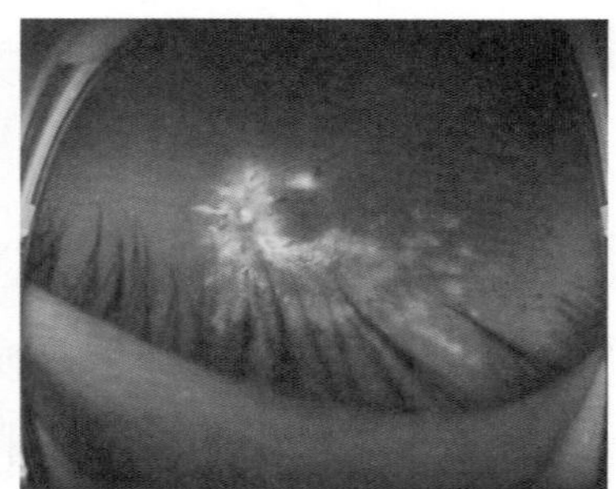
图 2-8　1 周后左眼眼底

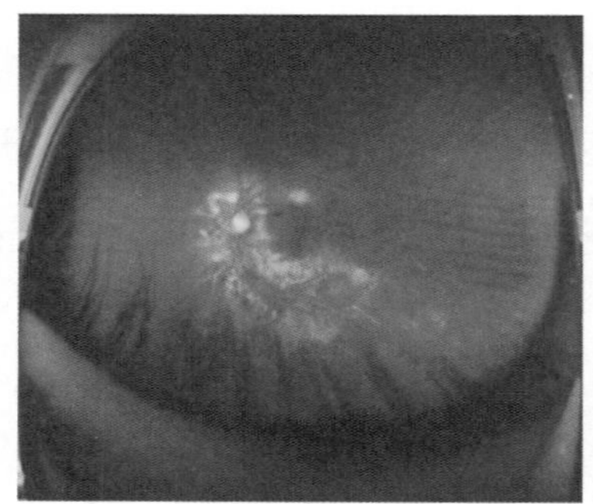
图 2-9　2 周后左眼眼底

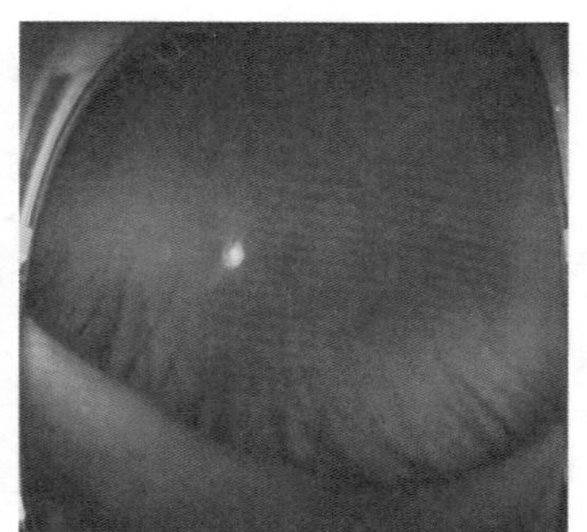
图 2-10　3 个月后左眼眼底

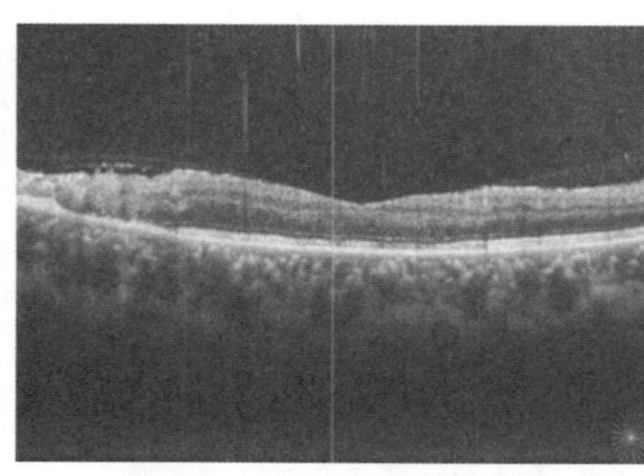
图 2-11　3 个月后复诊右眼 OCT 检查

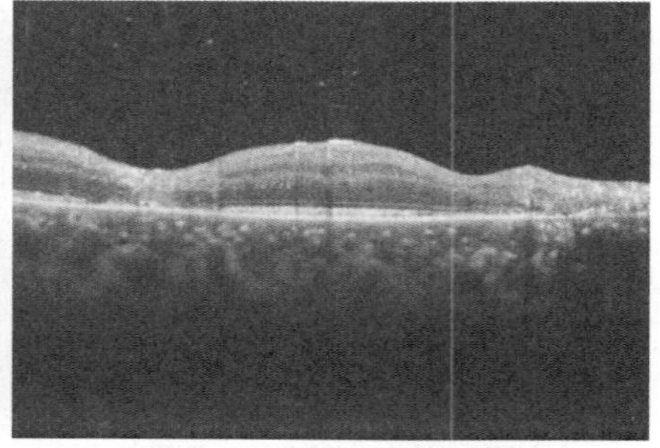
图 2-12　3 个月后复诊左眼 OCT 检查

（2）AIDS：请感染科会诊，建议给予 HAART 治疗，规律服药，定期感染科复诊。

病例分析

1. AIDS 患者其他可能出现眼底渗出及出血的疾病

（1）HIV 相关的视网膜微血管病变：眼底改变为沿血管分布的点状出血及渗出，患者血 $CD4^+$ T 淋巴细胞计数较低，随着患者血 $CD4^+$ T 淋巴细胞计数的逐渐升高，点状出血和渗出多逐渐吸收，房水检测 CMV-DNA（－），病灶一般不影响视力，需要定期随诊。

（2）进行性外层视网膜坏死：眼底表现为多灶性脉络膜和后部视网膜深层混浊病灶，多为 VZV 感染所致，房水检测 VZV-DNA（＋），进展迅速，预后极差。

（3）糖尿病视网膜病变：合并糖尿病病史，早期眼底改变可为点状渗出和出血，多在周边部位，可合并黄斑水肿、玻璃体积血、增殖膜、视网膜脱离。

2. 巨细胞病毒视网膜炎

巨细胞病毒视网膜炎是 AIDS 患者视力丧失最重要的原因，通常发生在 $CD4^+$ T 淋巴细胞数低于 50 个 /μL 的 AIDS 患者中，$CD4^+$ T 淋巴细胞数≥ 200 个 /μL 时，巨细胞病毒视网膜炎发生概率较小。患者多以视物不清、眼前飘黑影等来诊，眼前节一般无异常，少数患者出现虹膜睫状体炎，眼底早期可见点状渗出及出血，病情进一步进展可见典型的"番茄－奶酪样"视网膜炎。房水检测 CMV-DNA（＋），可通过房水检测来确诊疾病，评估治疗效果。

治疗的停药指征：玻璃体腔注射的停药指征应结合临床表现和房水 CMV-DNA 值，口服停药的指征是 CMVR 患者 $CD4^+$

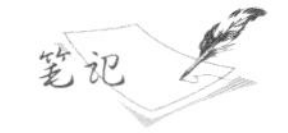

T 淋巴细胞计数＞ 100 个 /μL，病灶稳定 3 个月到半年。此时可以停用更昔洛韦或膦甲酸钠观察。

病例点评

巨细胞病毒是一种常见的人类疱疹病毒，具有可潜伏性的特性，无症状的原发感染后，宿主和病毒保持相对平衡状态，持续感染可保持终身，可通过母婴、医源性传播。巨细胞病毒视网膜炎的眼内发生机制：在患者免疫功能低下时，巨细胞病毒经血液传播进入眼内，巨细胞病毒的 DNA 片段结合血管内皮细胞的 DNA，激活生长因子和细胞因子，促进血小板衍生因子的表达，损伤血管内皮细胞，波及视网膜全层，引起视网膜坏死。巨细胞病毒视网膜炎根据眼底病变部位可分为中央型和周围型，中央型相对预后较差。

本例中结合临床表现、房水检测、全身情况可确诊患者双眼巨细胞病毒视网膜炎，双眼都属于中央型，因患者就诊及时，治疗效果良好，预后佳。

参考文献

1. STEWART M W. Optimal management of cytomegalovirus retinitis in patients with AIDS. Clinical Ophthalmology，2010，16（4）：285-299.
2. AHMADINEJAD Z，GHETMIRI Z，RASOOLINEJAD M. Cytomegalovirus retinitis after initiation of antiretroviral therapy. Acta Med Iran，2013，51（10）：730-732.
3. 孙挥宇，勇志鹏，何宏宇，等 . 人类免疫缺陷病毒感染早期患者的眼底改变 . 国际眼科杂志，2011，11（10）：1830-1831.

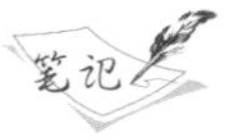

（孔文君）

病例 3 HIV 相关视网膜微血管病变

病历摘要

【基本信息】

患者，男，25 岁。主诉“HIV 抗体阳性 1 个月，未开始 HAART 治疗”，来我院眼科行常规眼科检查。

【眼科检查】

双眼视力 1.0；眼压：右眼 15 mmHg，左眼 16 mmHg；双眼前节（–）；双眼瞳孔圆，对光反射（+），晶状体（–）。眼底：左眼未见明显异常，右眼颞上方视网膜可见棉絮斑，余未见明显异常（图 3-1）。

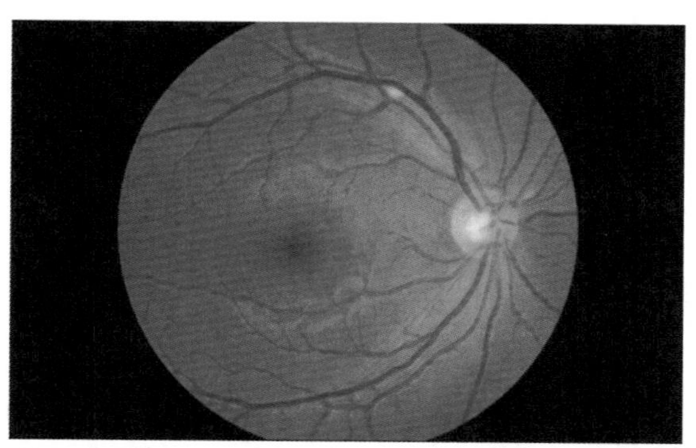

图 3-1 右眼颞上方视网膜可见棉絮斑

【辅助检查】

血 HIV 病毒载量 540000 copies/mL；$CD4^{+}$ T 淋巴细胞计数 20 个 /μL；血 CMV-DNA 25500 copies/mL；梅毒血清特异性抗体（+）；快速梅毒血清反应素试验（–）。

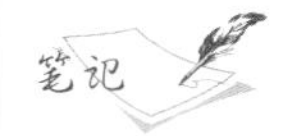

【诊断】

右眼 HIV 相关视网膜微血管病变。

【诊断依据】

患者为年轻男性，HIV 抗体阳性 1 个月，$CD4^+$ T 淋巴细胞计数明显降低，达 20 个 /μL，右眼视网膜可见一棉絮斑。未见其他明显异常。

【治疗经过】

微血管病变的出现标志着 $CD4^+$ T 淋巴细胞计数降低和机会性感染发生率增加。通过大量临床调查发现，发病率会随检查次数增多而升高。在检眼镜下所见到的棉絮斑在 6 ～ 12 周后会消退，此时无须治疗。在全身 HAART 的治疗下，随着 $CD4^+$ T 淋巴细胞计数的增加，这种棉絮斑会自行消退。

【随访】

（1）3 个月后，患者第一次到眼科复诊，眼科检查：双眼视力 1.0；眼压：右眼 13 mmHg，左眼 16 mmHg；双眼前节（–）；双眼瞳孔圆，对光反射（+），晶状体（–）。眼底：左眼未见明显异常，右眼颞上方视网膜棉絮斑消退，视盘下方可见一棉絮斑，余未见明显异常（图 3-2）。

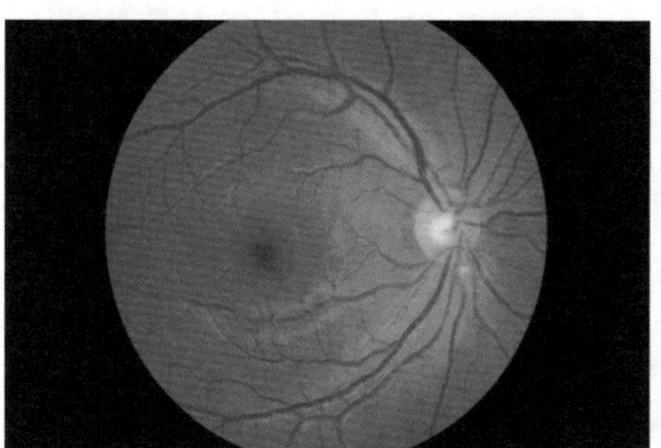

图 3-2　右眼颞上方视网膜棉絮斑消退，视盘下方可见一棉絮斑

（2）第一次复查后一个半月，患者第二次复诊，眼科检查：双眼视力 1.0； 眼压：右眼 15 mmHg，左眼 13 mmHg；双眼前节（–）；双眼瞳孔圆，对光反射（+），晶状体（–）。眼底：左眼未见明显异常，右眼棉絮斑消退，未见明显异常（图 3-3）。

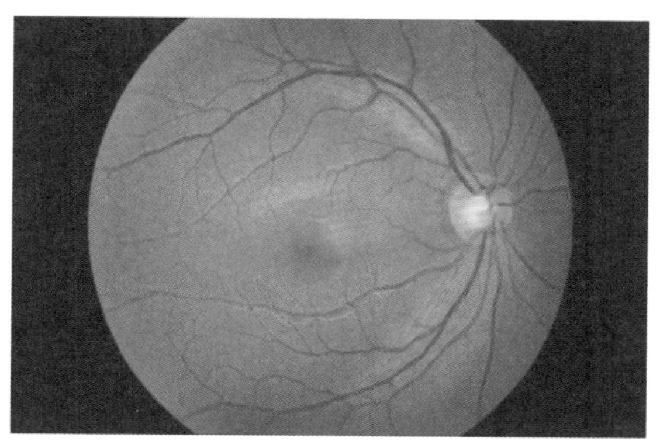

图 3-3 右眼棉絮斑消退，眼底未见明显异常

（3）第二次复查后 4 个月，患者第三次复诊，眼科检查：右眼视力 0.5； 眼压：右眼 11 mmHg，左眼 13 mmHg；双眼前节（–）；双眼瞳孔圆，对光反射（+），晶状体（–）。眼底：左眼未见明显异常，右眼可见大片黄白色渗出伴出血，视网膜血管呈白线状改变（图 3-4），诊断为右眼巨细胞病毒视网膜炎，建议患者抗巨细胞病毒治疗。

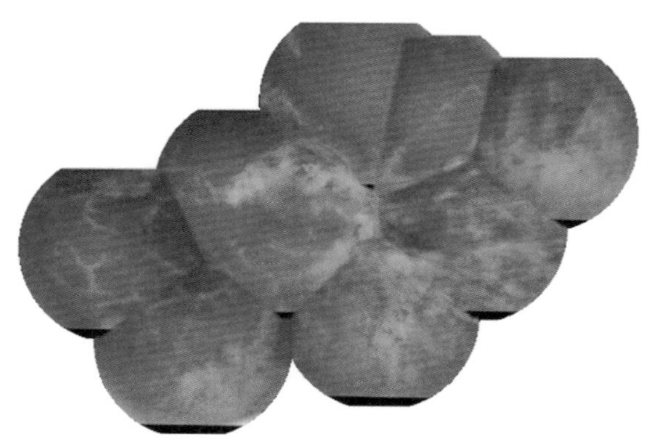

大片黄白色渗出伴出血，视网膜血管呈白线状改变。

图 3-4 右眼出现典型的巨细胞病毒视网膜炎

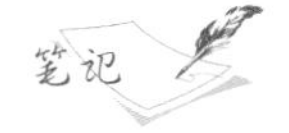

病例分析

1. HIV 相关视网膜微血管病变

微血管病变是 HIV/AIDS 最常见的眼部并发症，发生率为 40% ～ 60%，而 89% 的尸检标本中可见有微血管病变。HIV 视网膜病变主要表现为棉絮斑，棉絮斑见于 25% ～ 50% 的艾滋病患者，是其眼部最常见的病变，在尸检中可高达 75%。研究表明，在艾滋病中检眼镜下所见的棉絮斑通常局限于视盘附近的后极部视网膜组织。病理学研究显示，艾滋病患者视网膜棉絮斑的病理学特征与在其他病变中所见的棉絮斑完全相同，是视网膜神经纤维层微小梗死的结果，即由于缺血引起视神经节细胞轴浆运输阻塞而造成胞质物质积聚。在组织学上，细胞样小体的出现代表水肿、阻断的轴突。局限的水肿和多个细胞样小体共同构成棉絮斑。棉絮斑可能代表积聚在神经纤维层内由轴浆流中断所局灶聚积的轴浆物质。缺血是导致视网膜神经纤维层轴突流中断产生棉絮斑的最常见原因。与糖尿病、高血压、严重贫血、系统性红斑狼疮、皮肌炎和白血病等所见棉絮斑相比，并无特异性。

微血管病变的出现标志着 $CD4^+$ T 淋巴细胞计数降低和机会性感染发生率增加，提示血—视网膜屏障的破坏。

2. 巨细胞病毒视网膜炎

巨细胞病毒感染是导致艾滋病患者全身多系统病变和死亡的主要原因。有报道称，15% ～ 40% 的艾滋病患者会发生巨细胞病毒视网膜炎，此发病率因高活性抗反转录病毒疗法（HAART）问世而降低。

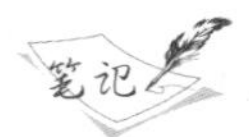

巨细胞病毒视网膜炎是艾滋病患者晚期最常见的眼部机会性感染，是眼部最严重的并发症。常发生于 $CD4^{+}$ T 淋巴细胞计数低于 50 个 /μL 的患者。在 HARRT 应用之前，30% ～ 40% 的艾滋病患者合并 CMV 视网膜炎。应用 HAART 治疗以后，CMV 视网膜炎的发生率明显下降，但其仍为艾滋病患者首位致盲原因。主要眼底表现为进行性、坏死性视网膜炎伴出血，同时合并视网膜血管炎，眼底特点可形象地描述为“番茄—奶酪样”视网膜炎。

3. HIV 相关视网膜微血管病变与巨细胞病毒视网膜炎的关系

CMV 视网膜炎与 HIV 相关视网膜病变之间的关联一直是一个有争议的问题。CMV 视网膜炎经常在既往或活动的 HIV 视网膜病变的部位发病，这和局部的微血管病变有关，这些微血管病变表现为周细胞的丢失、基底层的增厚和多层化、内皮细胞肿胀和血管腔裂隙样狭窄。在一项研究中，对尸检提取的视网膜标本进行聚合酶链式反应（polymerase chain reaction，PCR）检测，在出现棉絮斑的病变部位检测出 CMV 的 DNA，这进一步证明视网膜 CMV 感染与局部血管损伤有关。然而，并不是所有的棉絮斑病变中都能找到 CMV，在另一项研究中，在单纯患有 HIV 视网膜病变的患者身上未发现 CMV。

有学者认为，HIV 相关性视网膜微血管病变引起的棉絮斑是发生 CMV 视网膜炎的独立危险因素。一项横断面调查发现，出现棉絮斑的患者 $CD4^{+}$ T 淋巴细胞计数的中位数为 14 个 /μL（范围为 0 ～ 160 个 /μL），CMV 视网膜炎患者为 8 个 /μL 细胞（范围为 0 ～ 42 个 /μL）。国外学者在 2013 年就 HIV 相关视网膜微血管病变和全身巨细胞病毒病在 HIV 感染患者之

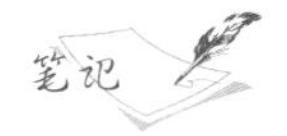

间是否有显著关联进行了研究，并得出结论：微血管病变可能参与了 HIV 感染者巨细胞病毒视网膜炎的发生。

病例点评

此例患者 HIV 抗体阳性，常规眼科检查时，发现右眼 HIV 相关视网膜微血管病变，在随后的复诊中，患者的微血管病变既有消退又有新发病变，最终所有发生过微血管病变的部位均出现了典型的巨细胞病毒视网膜炎。HIV 视网膜病变与 CMV 视网膜炎各有其特点，既有联系又存在一定区别，在临床工作中应对患者密切观察及随诊，防止发生巨细胞病毒视网膜炎，甚至视网膜脱离等严重并发症。

参考文献

1. VRABEC T R. Posterior segment manifestations of HIV/AIDS. Surv Ophthalmol，2004，49：131-157.
2. HODGE W G，BOIVIN J F，SHAPIRO S H，et al. Clinical risk factors for cytomegalovirus retinitis in patients with AIDS. Ophthalmology，2004，111（7）：1326-1333.
3. CHEN C，GUO C G，MENG L，et al.Comparative analysis of cytomegalovirus retinitis and microvascular retinopathy in patients with acquired immunodeficiency syndrome. Int J Ophthalmol，2017，10（9）：1396-1401.

（陈超）

病例 4 感染性角膜炎

病历摘要

【基本信息】

患者，女，50 岁。主诉“左眼眼红、眼痛伴视力下降 2 个月”，于 2016 年 10 月 26 日来我院眼科就诊。患者曾在外院被诊断为左眼细菌性角膜炎，应用抗生素滴眼液治疗，症状持续加重。

既往史：否认高血压、糖尿病等慢性疾病史，寻常型天疱疮病史 1 年，目前口服泼尼松 10 mg，每日 2 次。

【眼科检查】

右眼视力指数 / 眼前：左眼 1.0，右眼结膜混合充血，角膜中央偏下方可见一白色溃疡灶（图 4-1A），角膜荧光素染色可见鼻侧树枝状着染（图 4-1B），前房中深，房闪（+），瞳孔圆，晶状体轻度混浊，玻璃体及眼底窥不清（图 4-1C）。左眼未见明显异常。

【辅助检查】

（1）角膜共聚焦显微镜：右眼角膜上皮结构缺如，可见多量坏死组织和炎性细胞浸润，上皮下神经纤维结构缺如，深基质及内皮窥不入，中央致密浸润区未见菌丝结构，未见典型病原体结构。

（2）实验室检查：抗核抗体（ANA）（–），C 反应蛋白＜ 1

（0 ～ 10），风疹抗体 IgM（–），EB 病毒 IgM（–），单纯疱疹病毒Ⅰ型 IgM+IgG（–），单纯疱疹病毒Ⅱ型 IgM（–），单纯疱疹病毒Ⅱ型 IgG （+）（7.71），参考范围（0.6 ～ 1.0 灰区），麻疹抗体 IgM（+），红细胞沉降率 28 mm/h（0 ～ 20 mm/h）。普通细菌培养（房水）（2016 年 11 月 4 日）：未检出致病菌。真菌培养 + 药敏（房水）（2016 年 11 月 5 日）：白色念珠菌。对伏立康唑、5- 氟胞嘧啶、两性霉素、伊曲康唑、氟康唑均敏感（表 4-1）。

表 4-1　微生物鉴定结果及耐药机制

抗生素	最小抑菌浓度 MIC（μg/mL）	药敏度
伏立康唑	≤ 0.06	敏感
5- 氟尿嘧啶	≤ 4	敏感
两性霉素	≤ 0.5	敏感
伊曲康唑	≤ 0.125	敏感
氟康唑	≤ 1	敏感

注：微生物鉴定结果为白色念珠菌。

【诊断】

右眼混合性角膜溃疡；右眼真菌性角膜溃疡；右眼单纯疱疹病毒性角膜溃疡；寻常型天疱疮。

【治疗及转归】

①更昔洛韦眼用凝胶：每日 5 次，点右眼。②那他霉素滴眼液：每日 6 次，点右眼。③ 1% 伏立康唑滴眼液：每日 6 次，点右眼。④更昔洛韦胶囊：每次 1000 mg，每日 3 次，口服。⑤伏立康唑片：每次 500 mg，每日 2 次，口服。

笔记

1 个月后病情好转，药物逐渐减量，改为：①更昔洛韦眼用凝胶：每日 3 次，点右眼。② 1% 伏立康唑滴眼液：每日 4 次，点右眼。③更昔洛韦胶囊：每次 500 mg，每日 3 次，口服，继续治疗 2 个月。

1 年以后复诊，右眼视力 0.1，右眼结膜无充血，角膜中央偏下方瘢痕形成，前房中深，晶状体轻度混浊（图 4-1D）。

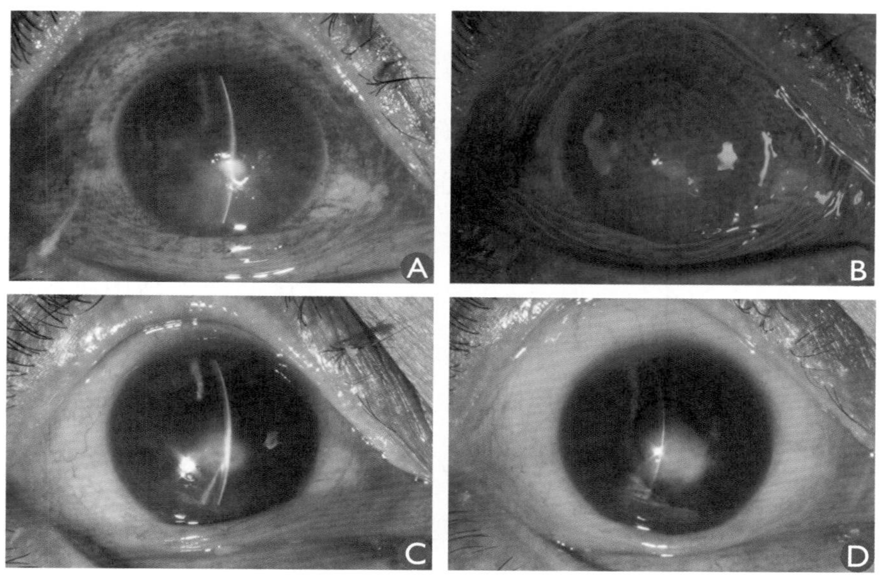

图 4-1　右眼查体情况

病例分析

真菌性角膜炎是感染性角膜炎中最难诊断的疾病之一。真菌性角膜炎的症状和体征与细菌性角膜炎表现相似，体征包括脓性分泌物、结膜充血、上皮缺损、基质浸润和前房反应或积脓。丝状真菌性角膜炎临床上表现为病灶隆起、菌丝苔被、不规则羽毛状边缘、质地干燥粗糙和卫星灶。角膜共聚焦显微镜检查是诊断真菌性角膜炎的有效临床工具，但也有学者指出

并非如此有效。该患者的临床表现并不典型，并且角膜共聚焦检查也没有提示菌丝样结构。进一步行角膜刮片检查，刮片过程中发现病变已经穿透角膜后弹力层，因此，抽取房水送实验室，进行细菌和真菌同时培养。真菌培养的预期阳性率应达90%。83% 真菌培养结果在 72 小时之内出现，97% 培养结果在 1 周内出现，但应用抗真菌药物后，培养的阳性率会降低。房水检测结果为白色念珠菌感染，明确了中央角膜溃疡的感染性质。治疗通常采用一种或者多种局部抗真菌药物联合全身口服抗真菌药物。目前眼科最常用的抗真菌类滴眼液为那他霉素滴眼液，在美国是治疗真菌性角膜炎的一线用药，对大部分镰刀菌和曲霉菌有效，但对念珠菌效果差。因此联合使用伏立康唑滴眼液和口服制剂，伏立康唑对念珠菌属、曲霉菌属、镰刀菌属、丝孢子菌属均有效。

此外，该病例还合并了鼻侧一处角膜溃疡，表现为树枝状染色。典型的树枝状溃疡的病变区均能被荧光素染色。近期愈合的上皮缺损及带状疱疹病毒引起的假树枝状病变常与单纯疱疹病毒引起的相混淆。假树枝状角膜炎表现为更加表浅，末端钝，没有中央溃疡灶，荧光染色仅有少量着染。尽管实验室检测发现麻疹病毒抗体阳性，但患者并没有麻疹的临床表现（如麻疹样疹、发热、咳嗽、鼻炎等），而眼部表现多为滤泡性结膜炎，部分患者出疹后 1 周双眼角膜中央出现细小、点状角膜上皮病变。因此，病毒性角膜炎的诊断更依靠全面的眼科检查，实验室检查麻疹抗体可能存在假阳性。单纯疱疹病毒引起的角膜上皮炎主要以局部抗病毒药物为主，0.15% 更昔洛韦眼用凝胶，国际上推荐每日使用 5 次，需要持续 10 ～ 14 天，病

变治愈后减量为每日 3 次，坚持再使用 1 周。口服抗病毒药物可以帮助减少病毒的复发，口服阿昔洛韦 400 mg，每日 2 次，1 年的复发率为 19%。国内主张口服更昔洛韦胶囊 1000 mg，每日 3 次，至少维持 3 个月。

病例点评

此例患者为混合性角膜溃疡，在临床上并不多见。病灶分为两处，一处为角膜中央灰白色病灶；另一处为鼻侧树枝样病灶。诊断时不仅要结合辅助检查的结果，还要根据角膜溃疡的形态进行综合全面的判断，这样才能避免误诊。同时应考虑到患者患有寻常型天疱疮，长期口服激素类药物，更容易继发真菌感染。寻常型天疱疮是天疱疮中最常见类型，其主要特点是血清中产生针对表皮细胞间桥粒的自身抗体，临床表现为松弛性水疱、大疱，伴有顽固性、痛性黏膜糜烂和溃疡，组织病理出现特征性棘层松懈现象。患者全身皮肤的表现，应该进行皮肤科会诊，以与类天疱疮和麻疹两类疾病相鉴别。

参考文献

1. 马克 · 曼尼斯，爱德华 · 霍兰德 . 角膜 . 4 版 . 北京：人民卫生出版社，2018：968-974.
2. TSATSOS M，MACGREGOR C，ATHANASIADIS I，et al. Herpes simplex virus keratitis：an update of the pathogenesis and current treatment with oral and topical antiviral agents. Clin Exp Ophthalmol，2016，44（9）：824-837.
3. WANG X，WANG L，WU N，et al. Clinical efficacy of oral ganciclovir for prophylaxis and treatment of recurrent herpes simplex keratitis. Chin Med J（Engl），2015，128（1）：46-50.

（李上）

病例 5　干眼症合并病毒性肝炎

病历摘要

【基本信息】

患者，男，27 岁。主诉“双眼视物模糊伴干痒间断发作 2 个月”于我院眼科门诊就诊。

既往史：3 年前患者体检时偶然发现“乙型病毒性肝炎，小三阳”，否认其他全身疾病史。

【眼科检查】

视力：右眼 0.8，左眼 0.7，均矫正无明显提高。眼压：右眼 14.7 mmHg，左眼 14.0 mmHg。双眼结膜轻度充血，双眼上睑结膜可见滤泡（+），角膜透明，前房中深，虹膜纹理清，瞳孔直径 3 mm，对光反射存在，晶状体透明，眼底大致正常。双眼泪道冲洗均通畅。

【辅助检查】

LIP-View 脂质层厚度检查：右眼 56 nm，左眼 37 nm；睑板腺照相（图 5-1），左右眼情况大致相同。

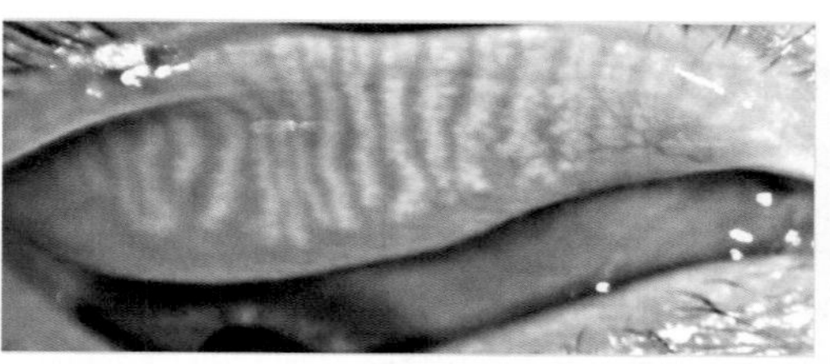
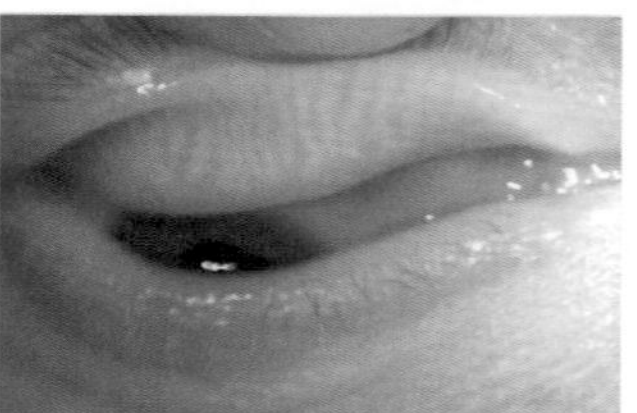

图 5-1　患者右眼上睑睑板腺照相

不完全眨眼：右眼 12 次 / 分，左眼 15 次 / 分。非接触 BUT：右眼 4 s，左眼 3 s；Schirmer Ⅰ：右眼 9 mm/5 min，左眼 8 mm/5 min。睑板腺分泌评估（MGE）：右眼 8 分，左眼 6 分。角结膜荧光染色：未见明显着染。

【诊断】

睑板腺功能障碍（MGD）；双眼过敏性结膜炎；乙型病毒性肝炎，小三阳。

【诊断依据】

患者为青年男性，主诉“双眼痒，视物模糊”，但该患者泪液分泌 Schirmer Ⅰ：右眼 9 mm/5 min，左眼 8 mm/5 min，轻度减少。LIP-View 脂质层厚度检查：右眼 56 nm，左眼 37 nm。睑板腺分泌评估（MGE）：右眼 8 分，左眼 6 分。非接触 BUT：右眼 4 s，左眼 3 s，明显异常，考虑主要诊断应为干眼症的一个特殊类型：睑板腺功能障碍。结合该患者的既往史及双眼结膜轻度充血、双眼上睑结膜可见滤泡体征（+），考虑：双眼过敏性结膜炎；乙型病毒性肝炎，小三阳。

【治疗经过】

（1）药物治疗：玻璃酸钠滴眼液，点双眼 4 次 / 日；吡嘧司特钾滴眼液，点双眼 2 次 / 日；左眼氟沙星滴眼液，点双眼 4 次 / 日。1 周后复查，观察病情变化。

（2）物理疗法：睑板腺按摩 2 次 / 周，睑缘清洁治疗 2 次 / 周。

（3）心理疏导：嘱患者注意休息及增加睡眠时间，减少电子产品使用，积极参加户外运动。

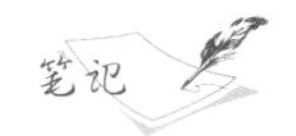

【随访】

（1）1周后患者复查：患者自诉眼痒症状减轻。

眼科检查：右眼视力 0.8 +，左眼视力 0.8，均矫正无明显提高。眼压：右眼 13.4 mmHg，左眼 15.0 mmHg。双眼结膜充血较前略减轻，双眼上睑结膜可见滤泡（+），余检查同前。

辅助检查：LIP-View 脂质层厚度检查，右眼 67 nm，左眼 55 nm。不完全眨眼：右眼 7 次 / 分，左眼 9 次 / 分。非接触 BUT：右眼 6 s，左眼 5 s。Schirmer Ⅰ：右眼 8 mm/5 min，左眼 8 mm/5 min。睑板腺分泌评估（MGE）：右眼 11 分，左眼 9 分。

调整治疗方案：增加氟米龙滴眼液，点双眼，4 次 / 日，目前炎症得到控制，增加睑板腺热敷治疗，早、晚各 1 次，余治疗不变，1 周后门诊复查。

（2）2周后患者复查：患者自诉眼痒症状明显缓解，眼干症状仍存在。

眼科检查：右眼视力 0.8^{+}，左眼视力 0.8，均矫正无明显提高。眼压：右眼 14.3 mmHg，左眼 14.7 mmHg。双眼结膜充血较前减轻，双眼上睑结膜滤泡（–），余检查同前。

辅助检查：LIP-View 脂质层厚度检查，右眼 65 nm，左眼 60nm。不完全眨眼：右眼 7 次 / 分，左眼 8 次 / 分。非接触 BUT：右眼 6 s，左眼 6 s；Schirmer Ⅰ：右眼 10 mm/5 min，左眼 9 mm/5 min。睑板腺分泌评估（MGE）：右眼 12 分，左眼 10 分。

调整治疗方案：停用左氧氟沙星滴眼液、吡嘧司特钾滴眼液、氟米龙滴眼液，目前患者过敏性结膜炎症状基本改善，睑

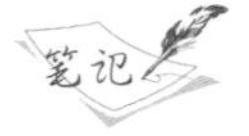

板腺功能障碍情况趋于稳定，余治疗不变，1 个月后门诊复查，不适随诊。

病例分析

1．干眼症的概念

干眼症又称角膜结膜干燥症，是指由于泪液质和量的异常或泪液流体动力学异常引起的泪膜不稳定和眼表损伤，从而导致眼部不适症状的一类疾病，其临床症状通常表现为干涩感、异物感、疼痛感、烧灼感、眼痒、视物模糊、眼红、畏光、流泪等。该患者有视物模糊及双眼干痒主诉，结合眼科检查，其干眼症诊断明确，结合辅助检查，可确定具体分型为睑板腺功能障碍。

2．干眼症的病因

干眼症是多因素的病变，一般认为干眼症的发病原因与用眼过度、维生素 D 缺乏、过敏、感染、手术损伤（如准分子激光原位角膜磨镶术、角膜移植手术等）、睑腺炎及药物的使用（如阿托品类药物、长期使用含防腐剂的滴眼液等）有关。该患者为青年患者，除过敏因素外，缺乏与干眼症相关的致病因素，结合既往史及随访治疗史，该患者在过敏性结膜炎得到控制的情况下，仍存在干眼症，考虑该患者的睑板腺功能障碍不排除与其病毒性肝炎、肝功能异常相关。

3．干眼症的治疗

干眼症的治疗原则主要是去除病因，改善眼表和泪腺的炎症，恢复泪膜的结构和功能。其治疗根据干眼症的分型不同，

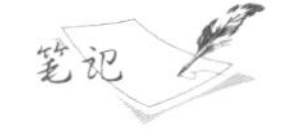

治疗方法也不同。干眼症主要分为泪液蒸发过强型、泪液分泌不足型、混合型，其中睑板腺功能障碍是泪液蒸发过强型中最常见的原因。其治疗方法主要以改善睑板腺功能为主，具体操作：①棉签浸清洁液清洁睑缘，擦去睫毛根部油性分泌物；②温毛巾（42.5 ℃）或蒸汽熏敷眼睑，每日 10 分钟；③表麻下挑除睑板腺开口处脂质栓并用玻璃棒挤压按摩睑板腺至清亮液体排出，同时自行按摩挤压睑板；④持续人工泪液点双眼，每日 4 次。该患者在改善睑板腺功能的同时需要治疗过敏性结膜炎，治疗可能引起干眼症的病因。

病例点评

患者为青年患者，除伴有轻度过敏性结膜炎症状外并不具备其他引起干眼症的病因。以该病例为代表，根据我院及我科室对合并病毒性肝炎的干眼症患者的长期观察及追踪随访，发现病毒性肝炎患者尤其是乙型病毒性肝炎及丙型病毒性肝炎患者的干眼症发生率明显高于正常患者，且患者较为年轻化，以睑板腺功能障碍为主。通过对这类患者观察治疗，我们制定了标准化治疗方案及定期复查随访时间，对其进行规范化综合治疗，并取得良好疗效。

参考文献

1. 黎晓新，王宁利 . 国家卫生和计划生育委员会住院医生规范化培训规划教材 · 眼科学. 北京：人民卫生出版社，2016：71-75.
2. 张正，李银花，丁亚丽，等. 干眼症的发病机制及治疗现状. 中华眼科医学杂志

笔记

（电子版），2014，4（2）：106-108.
3. 陈超，郭纯刚，于晶，等.病毒性肝炎患者干眼症发生情况及相关因素研究.国际病毒性杂志，2014，21（4）：154-158.

（张薇）

笔记

病例 6　梅毒性视神经炎

病历摘要

【基本信息】

患者，男，29 岁。主诉“发现梅毒血清特异性抗体阳性 6 个月，右眼视力下降 8 天”，于 2019 年 1 月 21 日收入院。6 个月前体检发现梅毒血清特异性抗体阳性，未接受治疗，8 天前无明显诱因出现右眼视力下降，表现为视野中央视物不清，无眼红、眼痛，无头晕、头痛、咽疼等不适。

既往史：同性恋，6 个月前因发热确诊 HIV 感染，长期口服拉米夫定、替诺福韦、依非韦伦抗病毒治疗。

【眼科检查】

视力：右眼 0.05，左眼 0.9。双眼眼压正常。右眼色觉异常。双眼眼位正常，各方向运动不受限。双眼前节正常，右眼相对性瞳孔传入障碍（relative afferent pupillary defect，RAPD）(+)。眼底：右眼视盘充血，边界不清，轻度水肿，视网膜平，未见出血或渗出（图 6-1，图 6-2）。

【辅助检查】

视盘光学相干断层扫描（OCT）检查：右眼视盘水肿，右眼黄斑区 IS/OS 层粗糙，左眼黄斑颞侧 IS/OS 层粗糙（图 6-3 至图 6-6）。

眼底血管造影检查：双眼葡萄膜炎（图 6-7 至图 6-13）。

笔记

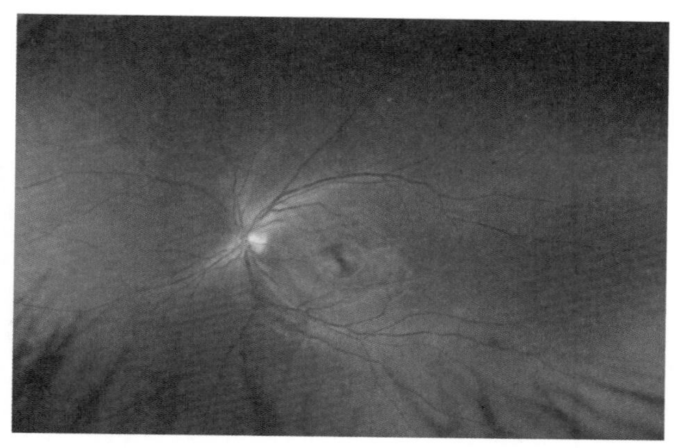

视盘边界清，视网膜少许点状出血。

图 6-1　欧堡超广角左眼眼底照相（2019 年 1 月 18 日）

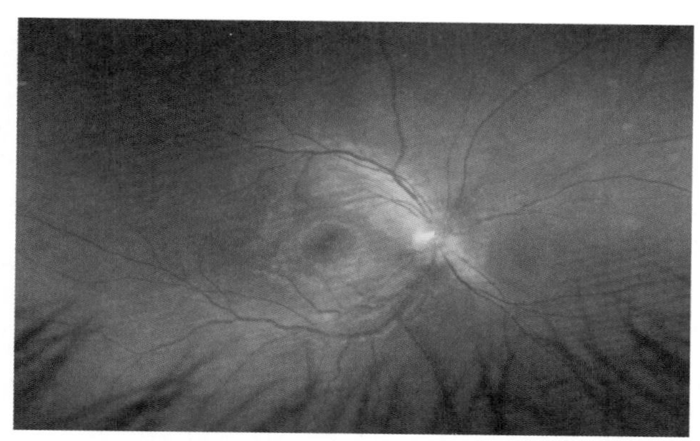

视盘充血，边界不清，轻度水肿隆起。

图 6-2　欧堡超广角右眼眼底照相（2019 年 1 月 18 日）

视野检查：左眼视明光敏感度略下降，右眼视明光敏感度下降、中心暗点。

视觉诱发电位检查：左眼 P100 振幅轻度下降，右眼 P100 振幅下降，双眼潜伏期正常。

眼眶核磁 + 增强：未见明显异常。

腰椎穿刺脑脊液检查：颅内压不高，脑脊液生化及梅毒滴度未见异常。

$CD4^+$T 淋巴细胞计数：484 个 /μL。

梅毒血清特异性抗体：(+)。

快速梅毒血清反应素试验：1∶256，(+)。

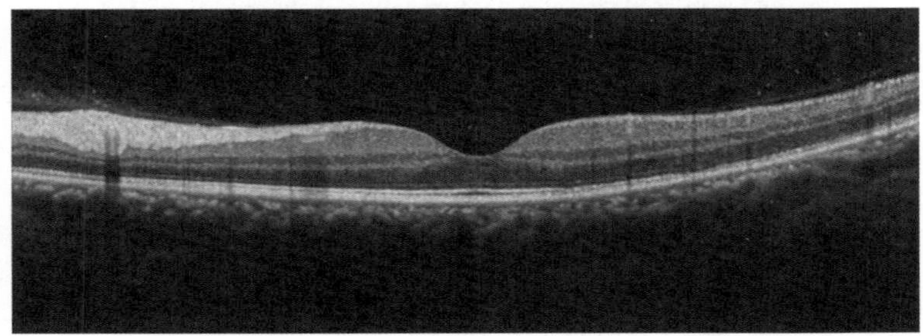

黄斑中心凹颞侧 IS/OS 层粗糙。

图 6-3　左眼 OCT 检查

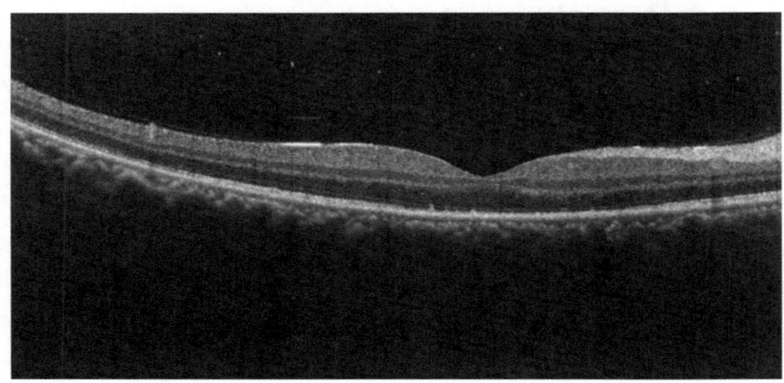

黄斑区 IS/OS 层粗糙。

图 6-4　右眼 OCT 检查

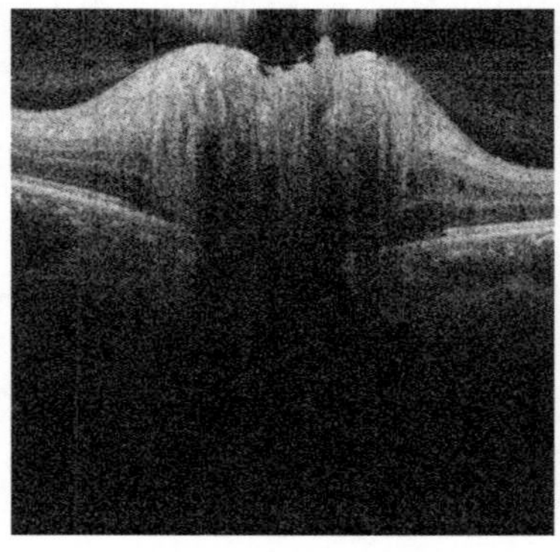

图 6-5　右眼视盘 OCT 检查

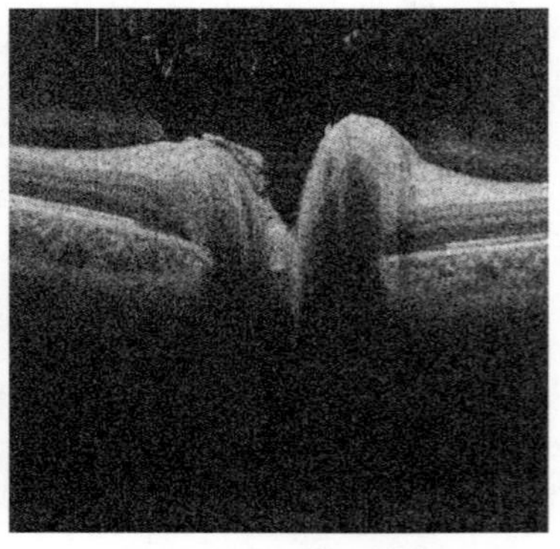

图 6-6　左眼视盘 OCT 检查

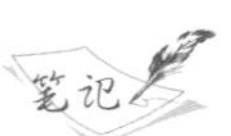

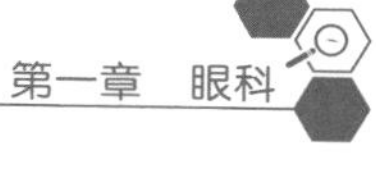

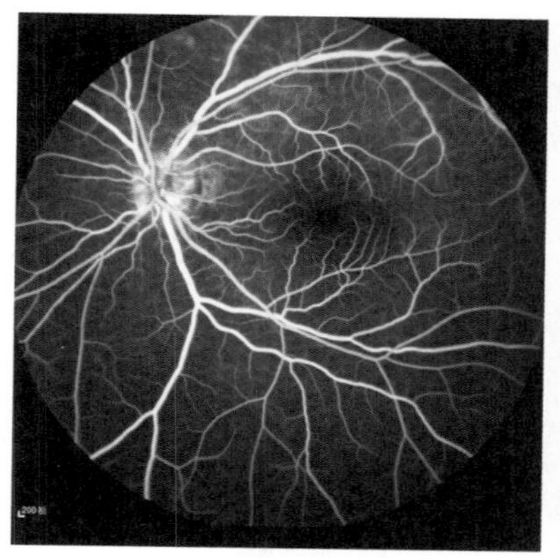

图 6-7　FFA 检查：左眼早期

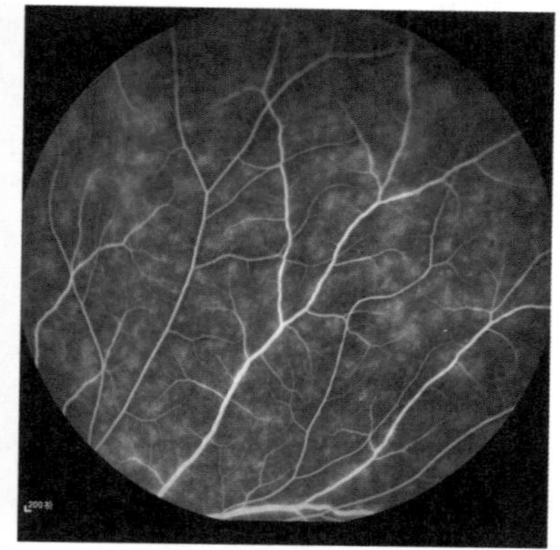

图 6-8　FFA 检查：左眼早期

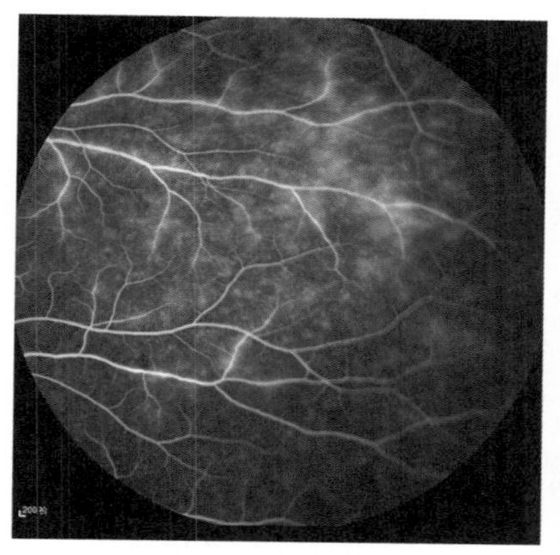

图 6-9　FFA 检查：左眼早期

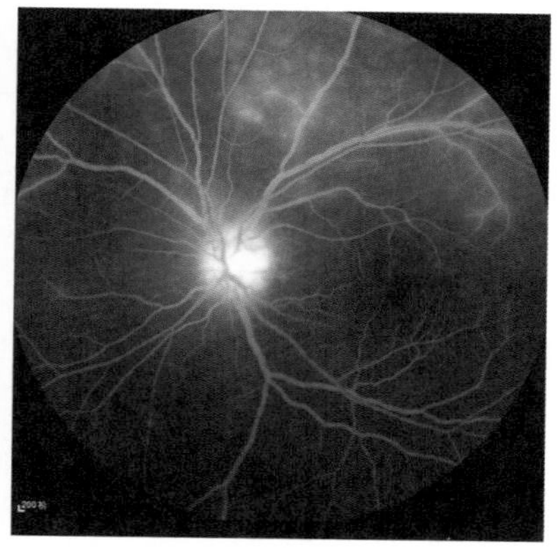

图 6-10　FFA 检查：左眼晚期

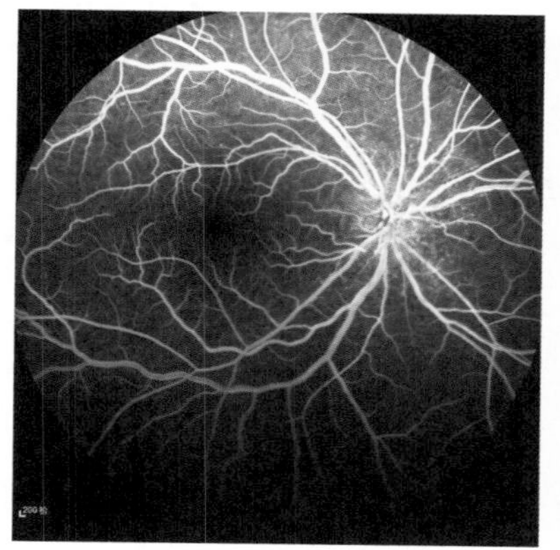

图 6-11　FFA 检查：右眼早期

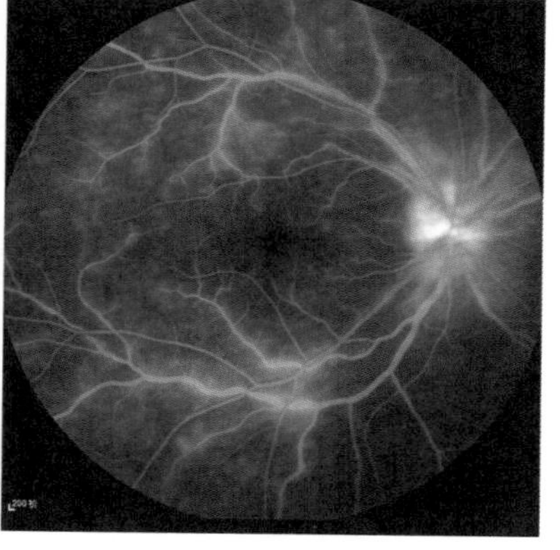

图 6-12　FFA 检查：右眼中期

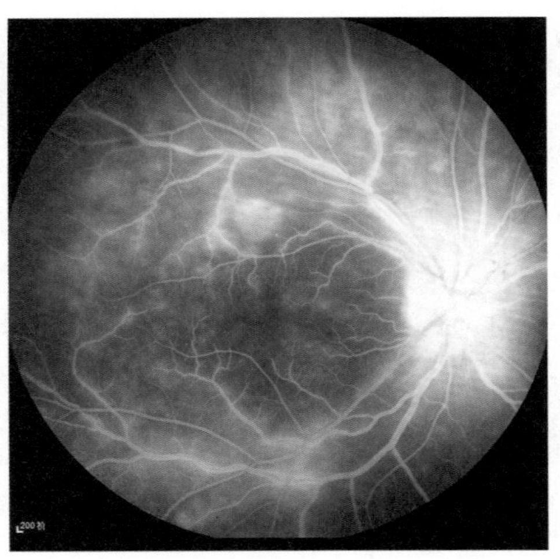

图 6-13 FFA 检查：右眼晚期

【诊断】

双眼梅毒性视神经炎；双眼梅毒性葡萄膜炎；获得性免疫缺陷综合征，无症状期。

【诊断依据】

在 HIV 感染和（或）梅毒感染明确的患者中不容易漏诊，但是对初次发病到眼科就诊的患者应高度警惕梅毒及 HIV 感染的可能性。

梅毒性视神经炎主要根据患者全身病情及眼底表现即可确诊，包括：①有明确的梅毒感染；②眼痛，转动时加重；③双眼或单眼急性视力下降；④瞳孔对光反射异常，对光反射迟钝、消失或存在 RAPD；⑤双眼底视盘充血，边界不清，轻度水肿；⑥以中心暗点或旁中心暗点为主的视野缺损。

【治疗及预后】

梅毒是可以通过抗菌药物治愈的一类疾病。一旦确诊，应

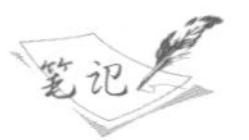

及时正规治疗，足剂量、足疗程、规范治疗。尽管目前国内外针对眼梅毒是否属于神经梅毒仍有争议，但多个国家的指南都推荐按照神经梅毒方案治疗眼梅毒，尤其是梅毒性视神经炎患者。该患者使用水剂青霉素 G 2400 万 U/d，静脉注射（400 万 U，每 6 小时 1 次），连用 14 天；继续以苄星青霉素 G 240 万 U，肌内注射，每周 1 次，连用 3 次。

2019 年 3 月 22 日复查，患者右眼视力恢复正常，全身情况稳定，无头晕、恶心等不适。复查双眼视力（戴镜）：右眼 1.0，左眼 1.0，双眼眼压正常。双眼眼位正常，各方向运动不受限。双眼前节正常，RAPD（–）。双眼视盘边界清，无明显水肿。眼底照相见图 6-14、图 6-15。

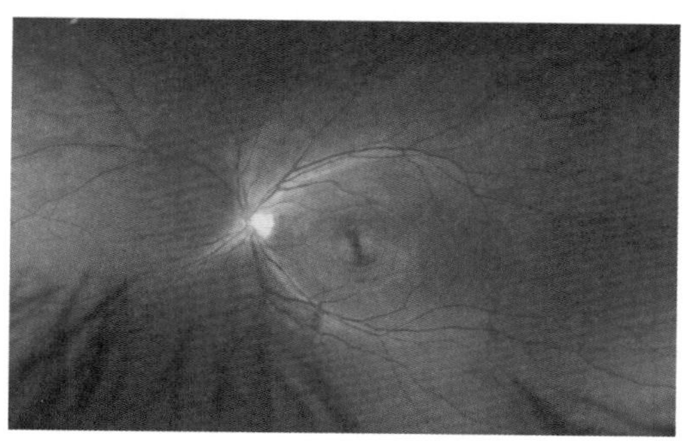

图 6-14　欧堡超广角眼底照相左眼眼底正常（2019 年 3 月 22 日）

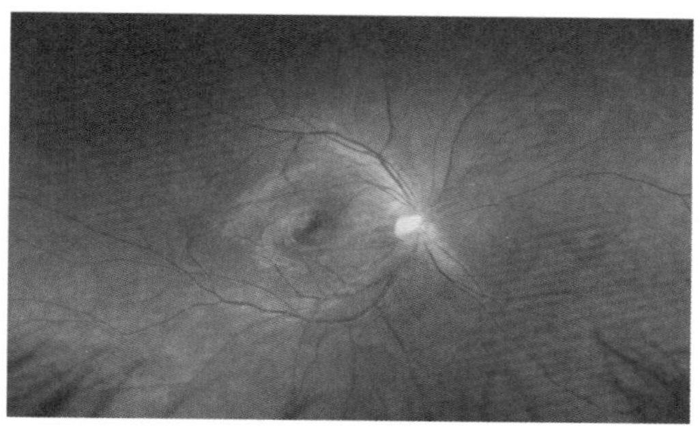

图 6-15　欧堡超广角眼底照相右眼眼底正常（2019 年 3 月 22 日）

病例分析

随着梅毒的流行趋势上升，眼梅毒患者也逐渐增多。梅毒并不属于机会性感染，在 HIV 感染者 $CD4^+$ T 淋巴细胞计数正常的情况下也可能出现。眼梅毒可累及眼球任何结构，出现在梅毒感染的任何阶段，是一个典型的“伪装者”。比较常见的类型有前部葡萄膜炎、后部葡萄膜炎、全葡萄膜炎和巩膜炎。在合并 HIV 感染的梅毒患者，更容易出现眼梅毒表现，其炎症反应也会更明显，后葡萄膜炎或全葡萄膜炎更常见。

在 HIV 合并梅毒感染的患者，眼梅毒和神经梅毒要较单纯梅毒感染的患者更常见，这两种疾病之间也存在千丝万缕的联系。部分神经梅毒患者可同时合并眼梅毒，而部分眼梅毒患者脑脊液检查可发现无症状神经梅毒，故建议对 HIV 合并梅毒感染者出现眼梅毒表现时进行脑脊液检查。

病例点评

眼梅毒的眼底病变呈多样化改变，如玻璃体炎症、渗出性视网膜脱离、后极部鳞状脉络膜视网膜炎、后极部点状内层视网膜脉络膜炎、视神经炎、视网膜血管炎等。HIV 合并梅毒感染的患者要较单纯梅毒感染者更容易出现视神经炎。该病例是一例典型的梅毒性视神经炎，在积极规范驱梅治疗后患者视力预后好。

参考文献

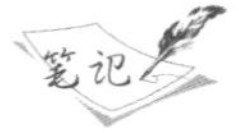

1. 王千秋 . 中外梅毒诊疗指南介绍 . 皮肤病与性病，2016，38（3）：165-169.

2. SANTOSBUESO E. Simultaneous optic and vestibulocochlear syphilitic neuropathy in a patient with HIV infection. Journal of Ophthalmic Inflammation & Infection, 2013, 3（1）: 1-4.
3. FURTADO, JOÃO M, ARANTES T E, et al. Author correction: clinical manifestations and ophthalmic outcomes of ocular syphilis at a time of re-emergence of the systemic infection. Scientific Reports, 2018, 8（1）: 12071.
4. SAHIN O, ZIAEI A. Clinical and laboratory characteristics of ocular syphilis, co-infection, and therapy response. Clinical Ophthalmology （Auckland, N.Z.）, 2016, 10（1）: 13-28.

（杜葵芳）

笔记

病例 7　梅毒性视网膜炎

病历摘要

【基本信息】

患者，男，32 岁。主诉“双眼梅毒性视网膜视神经炎”收入院。患者 2 周前无明显诱因出现右眼视物模糊来我院眼科门诊就诊，未见眼红、眼痛、视物变形等不适。

既往史：3 年前发现 HIV 抗体（+），正规 HAART 治疗 3 年，门诊检查结果：血 HIV 病毒载量 TND。2 年前发现梅毒，3 个月前快速梅毒血清反应素试验 1 ∶ 128，未进行正规驱梅治疗。

【体格检查】

（1）全身情况：体温 36.5 ℃，血压 125/75 mmHg，心率 74 次 / 分，呼吸 19 次 / 分。神志清，精神可，皮肤、巩膜无黄染，双肺呼吸音清，未闻及干、湿性啰音，心律齐，未闻及杂音，腹软，无压痛及反跳痛。

（2）眼科检查：右眼矫正视力 0.05，左眼矫正视力 0.5。双眼眼压：右眼 11 mmHg，右眼 12 mmHg。双眼结膜无充血，角膜清，双眼房闪（+ +），前房中深，瞳孔圆，光反射存在，晶状体清亮，右眼玻璃体混浊。眼底：右眼视盘轻度水肿，下方可见白色团块状渗出灶，下方血管可见霜样改变；左眼视盘水肿（图 7-1，图 7-2）。

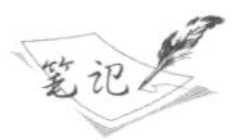

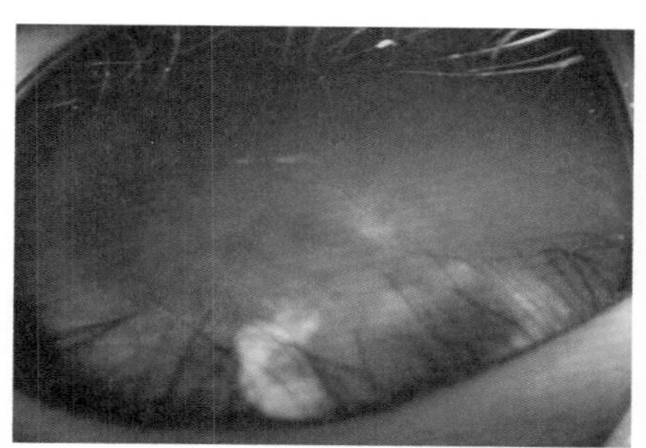
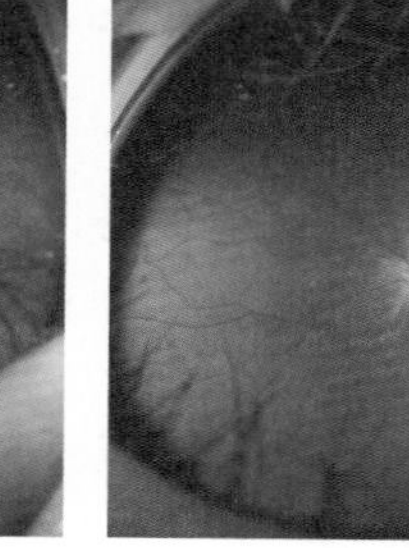

图 7-1 右眼眼底检查

图 7-2 左眼眼底检查

【辅助检查】

（1）实验室检查：血 $CD4^{+}$ T 淋巴细胞计数 318 个 /μL；结核分枝杆菌培养（–）；血 CMV-DNA（–），血 EB-DNA（–）；梅毒血清特异性抗体（–）；快速梅毒血清反应素试验 1∶256；可溶性曲霉菌抗原（–），快速新型隐球菌抗原鉴定（–）。

（2）眼科 FFA+ICGA 检查：右眼晚期可见下方环形强荧光，血管渗漏（图 7-3，图 7-4）；左眼晚期视盘强荧光（图 7-5，图 7-6）。

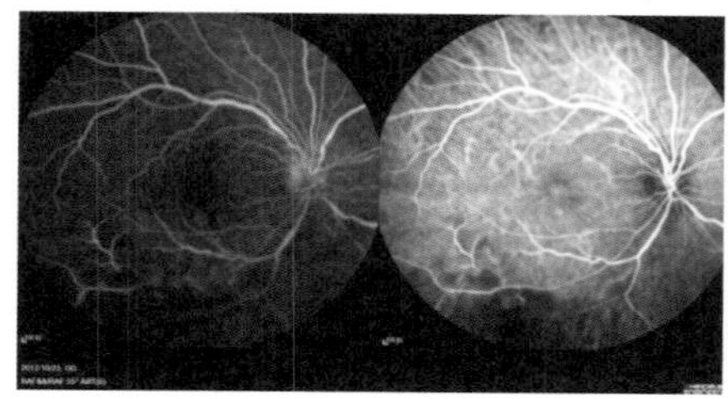

图 7-3 右眼早期

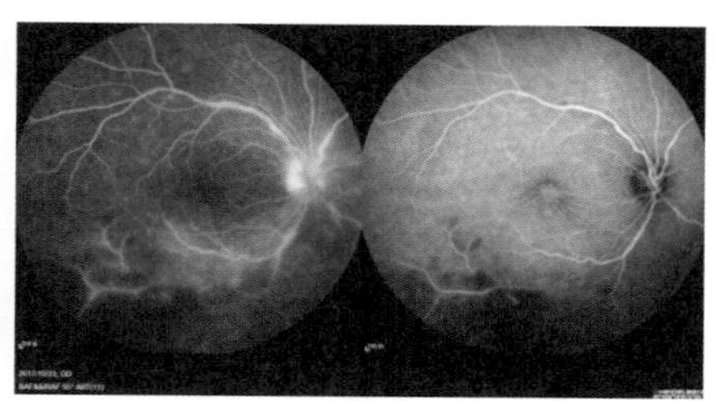

图 7-4 右眼晚期

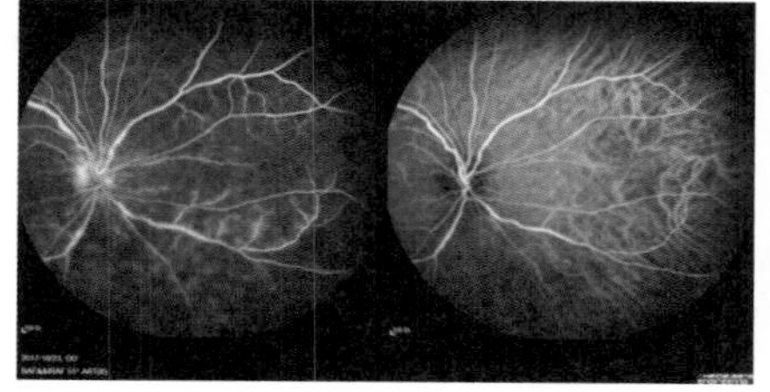

图 7-5 左眼早期

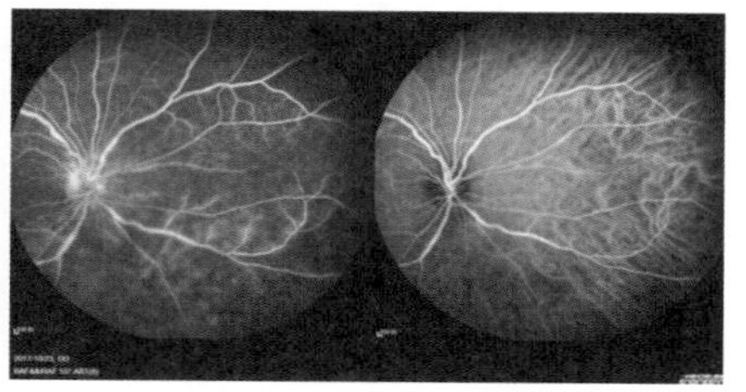

图 7-6 左眼晚期

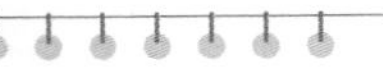
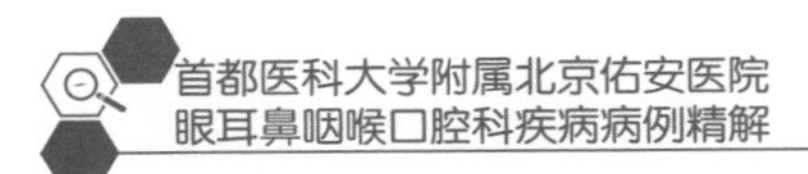

（3）眼科 OCT 检查（外院）：双眼 IS/OS 层椭圆体带节段性缺失、RPE 层不规则增厚，多个细小尖锐结节状隆起（右眼＞左眼）（图 7-7，图 7-8）。

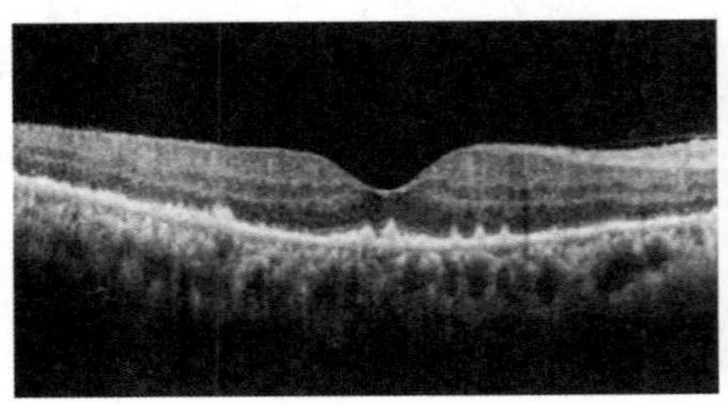
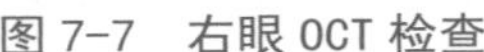
图 7-7　右眼 OCT 检查

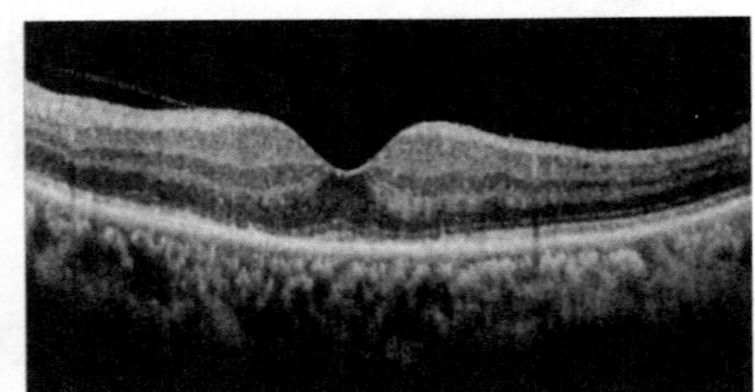
图 7-8　左眼 OCT 检查

（4）眼内液检测：房水检测，右眼 CMV-DNA（–），EB-DNA（–）；左眼 CMV-DNA（–），EB-DNA（–）。

【诊断】

右眼梅毒性后部鳞状脉络膜视网膜炎；左眼梅毒性视神经炎；梅毒；AIDS。

【诊断依据】

（1）右眼梅毒性后部鳞状脉络膜视网膜炎：快速梅毒血清反应素试验 1：256。眼底：右眼玻璃体混浊，右眼视盘轻度水肿，下方可见白色团块状渗出灶，下方血管可见霜样改变。FFA+ICGA 检查：右眼晚期可见下方环形强荧光，血管渗漏。OCT 检查：多个细小尖锐结节状隆起。

（2）左眼梅毒性视神经炎：快速梅毒血清反应素试验 1：256；眼底可见左眼视盘水肿。FFA+ICGA 检查：晚期左眼视盘强荧光。OCT 检查：少量结节状隆起。

（3）梅毒：2 年前发现梅毒，3 个月前快速梅毒血清反应素试验 1：128，未进行正规驱梅治疗。本次住院检查：快速梅毒血清反应素试验 1：256。

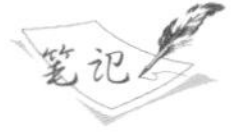

（4）AIDS：3 年前发现 HIV 抗体（+），正规 HAART 治疗 3 年。门诊检查结果：血 HIV 病毒载量 TND。

【治疗经过】

（1）正规驱梅治疗：240 万 U 青霉素每 8 小时 1 次，静脉注射 2 周。3 周后血清学滴度降至 1∶64。

（2）右眼球后注射甲泼尼龙 20 mg，每周 1 次，共 3 次。3 周后双眼眼底：右眼玻璃体清亮，下方病灶稳定，左眼视盘水肿消失（图 7-9，图 7-10）。双眼矫正视力：右眼 0.8，左眼 1.0。

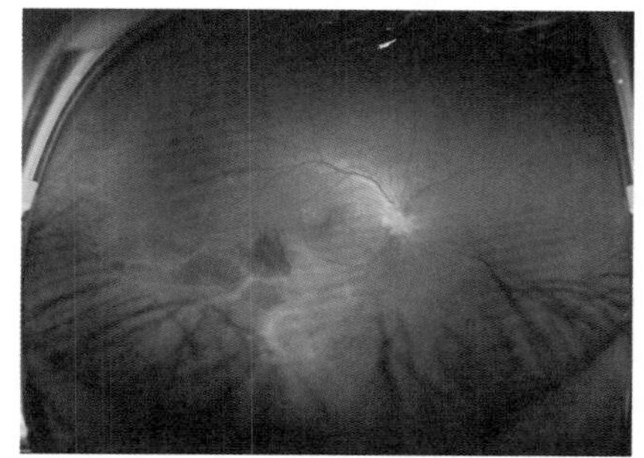

图 7-9　右眼眼底检查

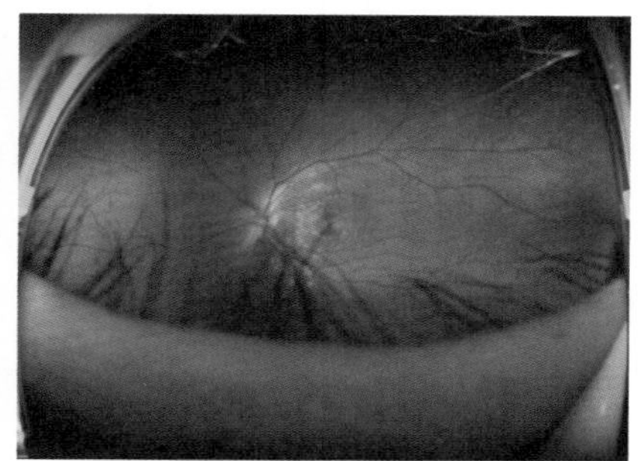

图 7-10　左眼眼底检查

病例分析

1. AIDS 患者其他可能出现玻璃体混浊的疾病

（1）眼内淋巴瘤：眼前黑影飘浮、视物模糊，80% 双眼先后受累，伪装综合征，玻璃体呈泥沙状灰白色混浊，视网膜或网膜下可见呈黄白色奶油状浸润病灶，边界不清。

（2）急性视网膜坏死：急性的视网膜坏死灶，玻璃体混浊较重，视网膜黄白色病灶，视网膜动脉炎，可合并前房炎症反应。

（3）免疫重建综合征：$CD4^+$ T 淋巴细胞数短时间内快速上升，患者多合并基础的机会性感染，即巨细胞病毒视网膜炎。

（4）非感染性原因：糖尿病视网膜病变、高度近视、视网膜脱离、静脉阻塞、玻璃体后脱离等。

2. 梅毒性后部鳞状脉络膜视网膜炎

梅毒性后部鳞状脉络膜视网膜炎是梅毒性视网膜炎具有特征性表现的类型，主要表现为黄斑区一个或多个鳞状、灰黄色的外层视网膜病变；病灶区自身荧光增强；FFA 检查早期表现为弱荧光或轻度强荧光，常伴有散在豹纹状弱荧光斑点，中晚期表现为进行性强荧光；吲哚青绿血管造影则表现为弱荧光。虽然缺乏组织学证据，但上述眼科检查均提示病灶可能是位于脉络膜毛细血管、RPE、椭圆体带的活动性炎症。

病例点评

梅毒性视网膜炎在获得性梅毒葡萄膜炎合并 HIV 感染的患者中最具特征性的表现是后葡萄膜炎和全葡萄膜炎。这类患者易双眼发病，病情进展迅速，并发症较多，且疾病复发风险增高。获得性梅毒葡萄膜炎合并 HIV 阳性者，脑脊液检查异常风险增加，同时梅毒感染症状严重并可累及中枢神经系统，早期的眼部诊断极为重要。

参考文献

1. 龙永华，王卫竣，宫媛媛，等．梅毒性后葡萄膜炎的眼底自发荧光与眼底血管荧光造影特征．中华实验眼科杂志，2013，31（7）：621-624.
2. ARMSTRONG B K，PITCHER J，SHAH R，et al. The evolution of untreatedacute

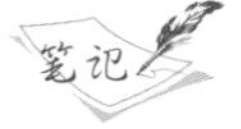

syphilitic posterior pla-coid chorioretinitis captured by multimodal retinal imaging. Ophthalmic Surg Lasers Imaging Retina，2014，45（6）：606-609.

（孔文君）

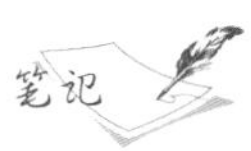

病例 8　眼免疫重建综合征

病历摘要

【基本信息】

患者，男，26 岁。主诉“右眼视物不清 1 周”于眼科就诊，未见眼红、眼痛、视物变形等不适。半年前曾来眼科就诊，门诊诊断：右眼巨细胞病毒视网膜炎；AIDS。半年前来诊时，血液 $CD4^+$ T 淋巴细胞计数 62 个 /μL；血 CMV-IgM（–）；血 CMV-DNA ＜ 500 copies/mL；梅毒血清特异性抗体（–）；快速梅毒血清反应素试验（–）。当时给予玻璃体腔注药和全身抗病毒治疗，双眼矫正视力 1.0，病情稳定。

既往史：半年前发现 HIV 抗体阳性，进行规律的 HAART 治疗。

【体格检查】

（1）全身情况：体温 36.5 ℃，血压 120/80 mmHg，心率 76 次 / 分，呼吸 19 次 / 分。神志清，精神可，皮肤、巩膜无黄染，双肺呼吸音清，未闻及干、湿性啰音，心律齐，未闻及杂音，腹软，无压痛及反跳痛。

（2）眼科检查：右眼矫正视力 0.6，左眼矫正视力 1.0。双眼眼压：右眼 10 mmHg，右眼 11 mmHg。双眼结膜无充血，角膜清，前房中深，瞳孔圆，对光反射存在，晶状体清亮，右眼玻璃体絮状混浊，左眼玻璃体清亮（图 8-1，图 8-2）；右眼底隐约可见鼻上方渗出灶，左眼底未见异常（图 8-3，图 8-4）。

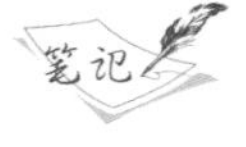

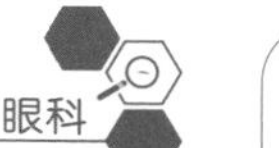

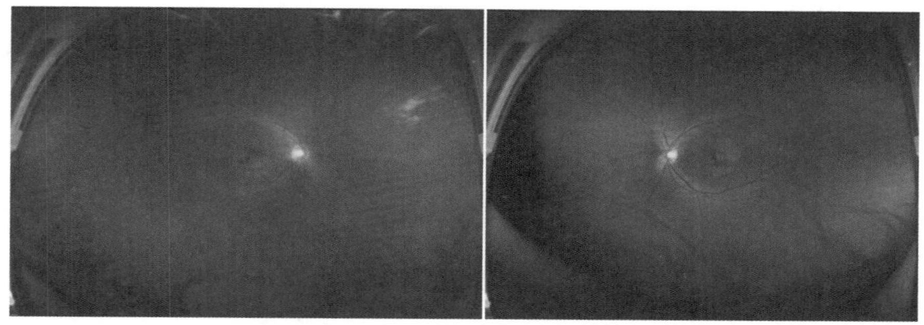

图 8-1 右眼眼底检查　　图 8-2 左眼眼底检查

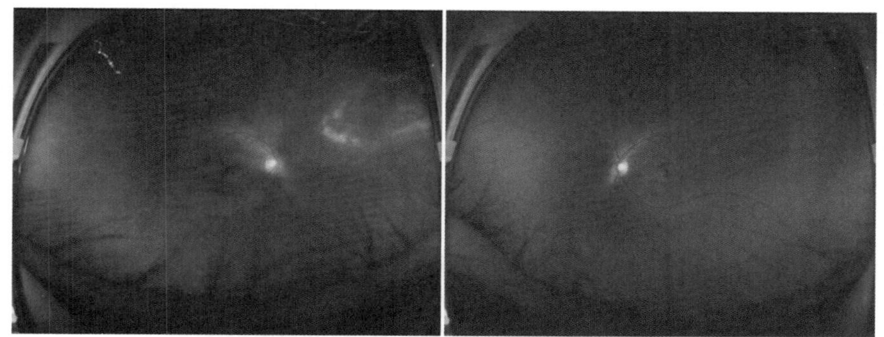

图 8-3 右眼眼底检查　　图 8-4 左眼眼底检查

【辅助检查】

（1）实验室检查：CD4^{+} T 淋巴细胞计数 256 个 /μL；结核菌培养（–）；血 CMV-IgG（+），血 CMV-IgM（–）；血 CMV-DNA ＜ 500 copies/mL；梅毒血清特异性抗体（–）；快速梅毒血清反应素试验（–）。

（2）眼内液检测：房水检测，右眼 CMV-DNA（–），EB-DNA（–）。

【诊断】

右眼眼免疫重建综合征；AIDS。

【诊断依据】

（1）右眼眼免疫重建综合征：目前患者血液中 $CD4^+$ T 淋巴细胞计数 256 个 /μL，半年前 $CD4^+$ T 淋巴细胞计数 62 个 /μL，除外其他可能导致感染加重的原因，右眼可见玻璃体混浊，右眼眼底隐约可见鼻上方渗出灶。

（2）AIDS：半年前发现 HIV 抗体阳性，进行规律的 HAART 治疗。

【治疗经过】

（1）右眼眼免疫重建综合征：给予右眼球后注射甲泼尼龙 20 mg，每周 1 次，注射 3 次，玻璃体混浊逐渐减轻（图 8-5），患者视力提升至 0.8。

（2）AIDS：规律服药，定期感染科复诊。

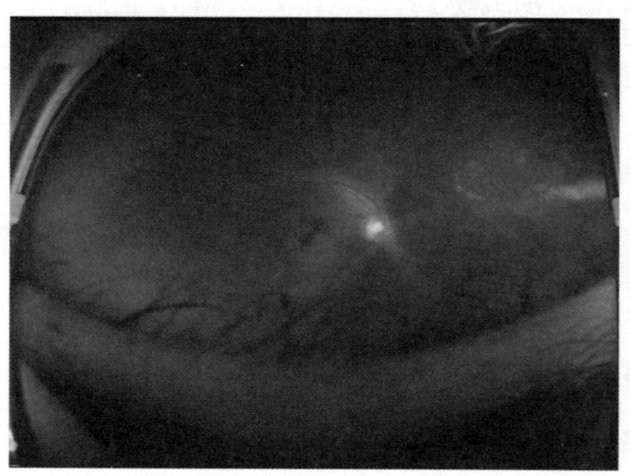

图 8-5　3 周后右眼眼底检查

病例分析

1. AIDS 患者其他可能出现玻璃体混浊的疾病

（1）眼内淋巴瘤：眼前黑影飘浮、视物模糊，80% 双眼先后受累，伪装综合征，玻璃体呈泥沙状灰白色混浊，视网膜或网膜下可见呈黄白色奶油状浸润病灶，边界不清。

（2）急性视网膜坏死：急性的视网膜坏死灶，玻璃体混浊较重，视网膜黄白色病灶，视网膜动脉炎，可合并前房炎症反应。

（3）血管性疾病引起的玻璃体积血：合并糖尿病高血压病史，早期眼底改变可为点状渗出和出血，后期出现玻璃体积血，积血吸收后患者可残留玻璃体混浊。

2. 关于眼免疫重建综合征诊断的知识要点

（1）HIV 感染者。

（2）接受过正规的 HAART 治疗。

（3）血液中 $CD4^+$ T 淋巴细胞计数快速上升。

（4）除外以往的机会性感染。

（5）眼部：玻璃体混浊，黄斑水肿，黄斑前膜，并发性白内障。

（6）玻璃体混浊采用激素治疗效果好。

该病例符合以上诊断要点，可以诊断为眼免疫重建综合征。

病例点评

目前关于眼免疫重建综合征的发生机制还不是非常明确，推测可能是机体对眼内巨细胞病毒的抗原免疫反应，巨细胞病毒打破了血眼屏障，炎症细胞迁移到眼内，促进了眼免疫重建的发生。患者大多在短时间内有机体免疫功能快速恢复的病史，这类病例较少见，值得关注研究。

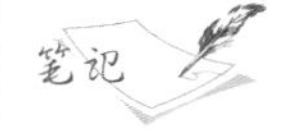

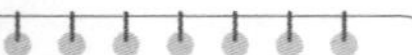
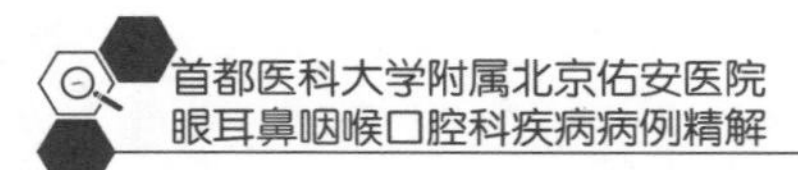

参考文献

1. 马楠，叶俊杰 . 眼免疫重建炎症反应综合征 . 中华眼科杂志，2016，52（2）：150-153.

（谢连永）

病例 9　神经营养不良性角膜溃疡

病历摘要

【基本信息】

患者，男，41 岁。主诉“左眼红、眼痛反复发作伴视物模糊 6 个月”，2018 年 3 月于我院眼科就诊。患者曾在外院被诊断为左眼细菌性角膜炎、病毒性角膜炎，予药物点眼（具体不详），无好转。16 年前因左眼真菌性角膜溃疡于北京某医院行左眼角膜移植术。

【眼科检查】

视力检查：右眼 1.0，左眼 HM/10 cm，矫正视力不提高。眼压：右眼 12 mmHg，左眼 Tn。裂隙灯检查：右眼角膜、前房、虹膜、晶状体、玻璃体及眼底未见明显异常。左眼结膜混合充血（+ + +），角膜中央有一直径约 3 mm 的类圆形溃疡，近穿孔，边界清楚，基底干净，角膜植片无水肿、混浊（图 9-1），瞳孔圆。

【辅助检查】

角膜知觉检查：右眼正常，左眼消失。角膜共焦激光显微镜检查：上皮下神经纤维消失，未见病原体。前节 OCT 检查：角膜接近穿孔（图 9-2）。

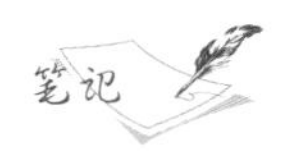

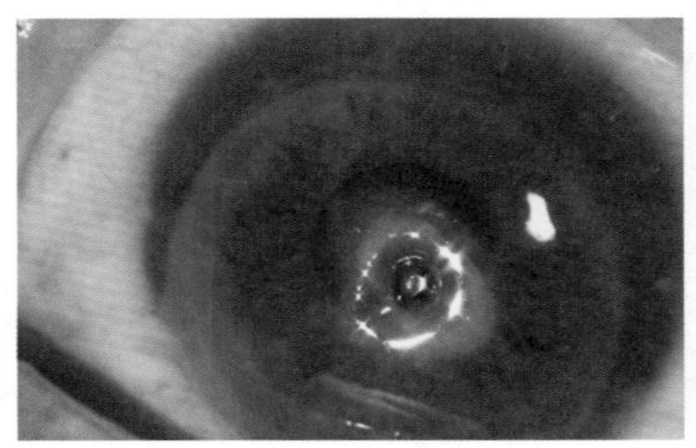
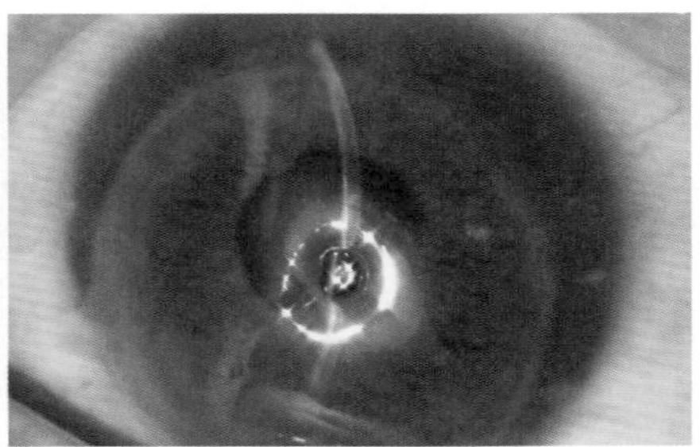

图 9-1　初诊彩色数码外眼照相

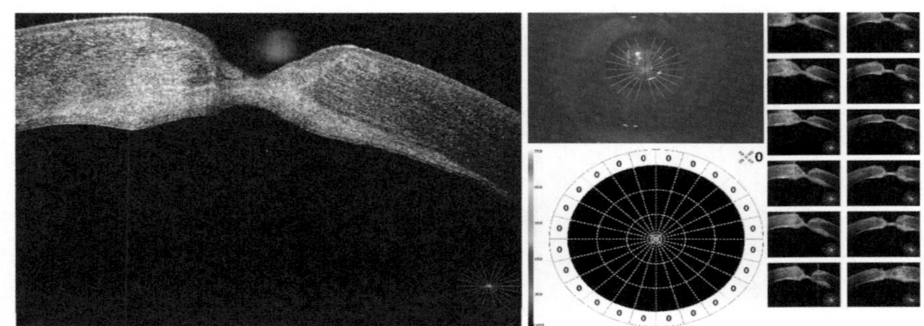

图 9-2　初诊前节 OCT 检查

【诊断】

左眼神经营养不良性角膜溃疡。

【治疗经过】

收入院行左眼双层羊膜移植术，给予小牛血眼用凝胶、玻璃酸钠眼液，每日各 3 次点眼，左氧氟沙星眼胶晚 1 次点眼，口服维生素 B_2、维生素 C。

【随访】

（1）1 周后第 1 次复诊，自觉好转。裂隙灯检查：羊膜植片在位，部分吸收，溃疡处角膜羊膜填充（图 9-3，图 9-4）。治疗：配戴硅水凝胶隐形眼镜，余治疗同前。

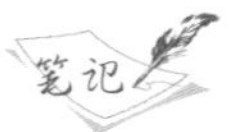

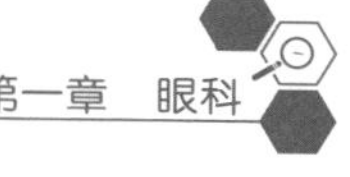

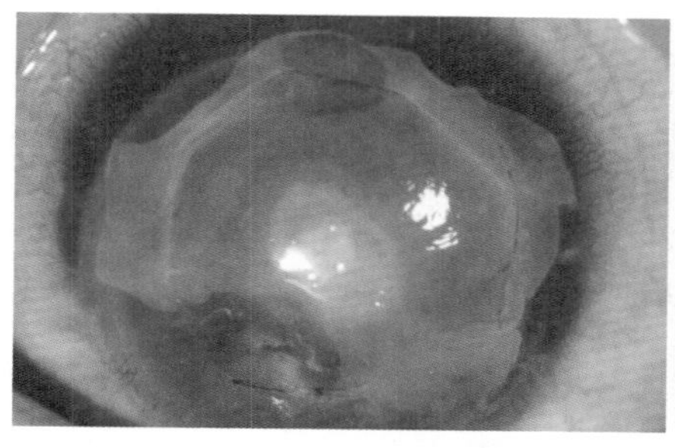
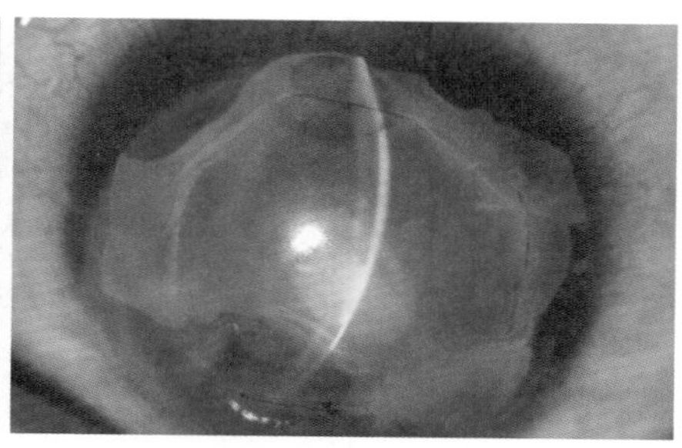

图 9-3　第一次复诊彩色数码外眼照相

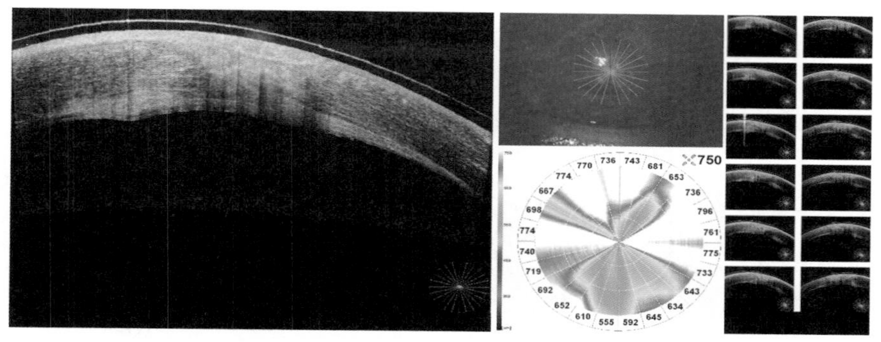

图 9-4　第一次复诊前节 OCT 检查

（2）1 个月后第 2 次复诊，自觉好转。裂隙灯检查：羊膜植片大部分吸收，溃疡部愈合良好（图 9-5，图 9-6）。治疗：停用小牛血眼用凝胶，加用 40% 自身血清，余治疗同前。

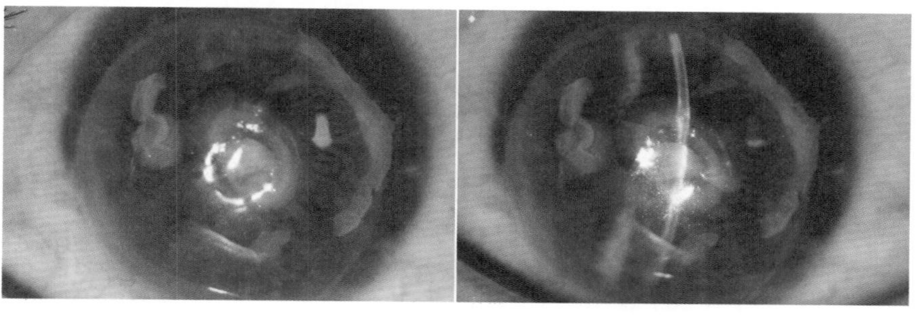

图 9-5　第二次复诊彩色数码外眼照相

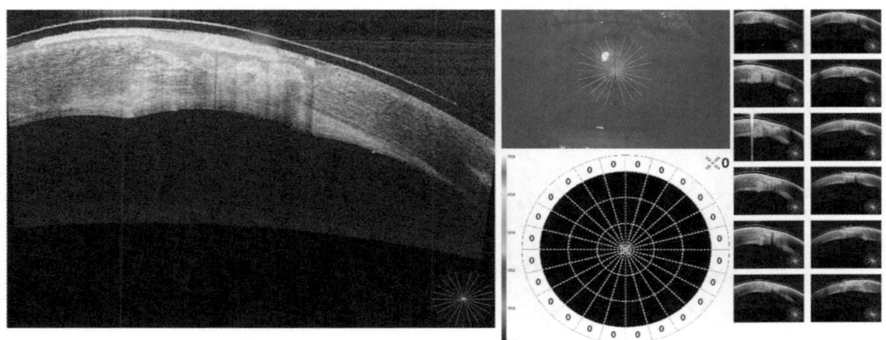

图 9-6 第二次复诊前节 OCT 检查

（3）6 个月后第 3 次复诊，自觉好转。裂隙灯检查：角膜溃疡愈合（图 9-7，图 9-8）。视力：右眼 1.0，左眼 0.1。

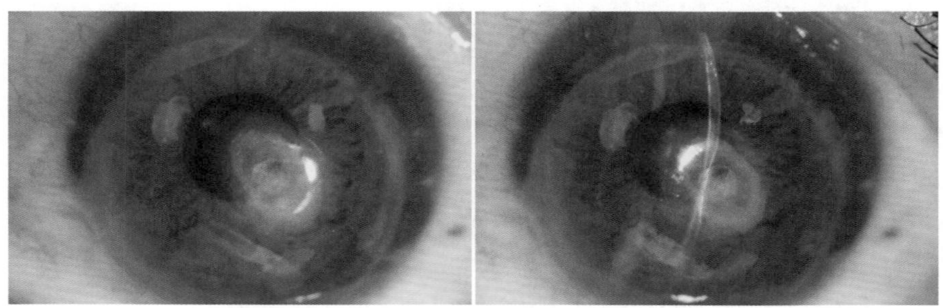

图 9-7 第三次复诊彩色数码外眼照相

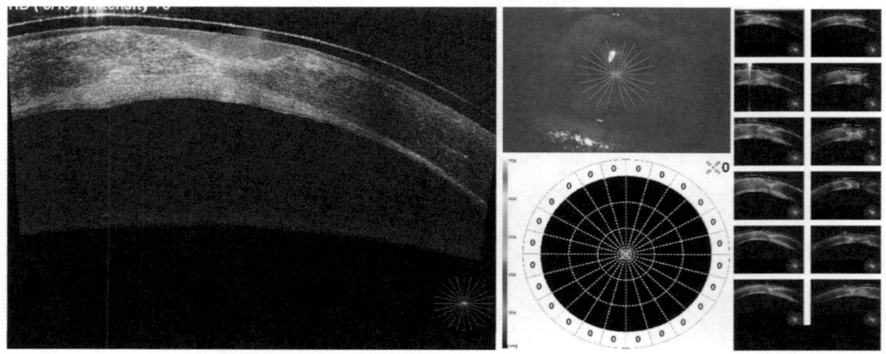

图 9-8 第三次复诊前节 OCT 检查

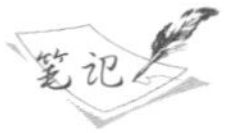

病例分析

该例患者临床表现为角膜中央溃疡，边界清，基底干净，角膜知觉检查消失，角膜共聚焦激光显微镜检查上皮下未见神经纤维。符合神经营养性角膜炎的表现，病程 6 个月，细菌性角膜炎的可能性较小；角膜共聚焦激光显微镜检查未见病原体，可基本排除真菌、阿米巴性角膜感染。另外，患者眼部长期用药及眼部角膜移植史可能引起药物毒性反应，损伤角膜神经，导致角膜知觉消失，发生神经营养性角膜病变。故根据角膜知觉检查，可与药毒性角膜病变鉴别。使用双层羊膜移植加用 40% 自身血清和配戴硅水凝胶隐形眼镜促进了患者的溃疡愈合。

病例点评

神经营养性角膜炎是一种因角膜神经损伤引起的上皮缺损迁延不愈的退行性疾病。其诱因很多，包括损伤三叉神经节至角膜末端神经的疾病、手术、外伤及药物等，其特征性表现为角膜知觉减退。临床表现分为 3 期：Ⅰ期泪膜破裂时间缩短，角结膜着色，角膜点状混浊；Ⅱ期持续上皮缺损，基质水肿，产生无菌性前房反应；Ⅲ期基质溶解，角膜穿孔。

因此，在排除感染性角膜病变后，根据角膜知觉消失，中央角膜溃疡边界清、基底干净，可诊断神经营养不良性角膜溃疡。双层羊膜移植配合 40% 自身血清和配戴硅水凝胶隐形眼镜对其治疗有效。

参考文献

1. SZERENYI K, SORKEN K, GARBUS J J, et al. Decrease in normal human corneal sensitivity with topical diclofenac sodium. Am J Ophthalmol, 1994, 118（3）: 312-315.
2. CHOI J A, CHUNG S H. Combined application of autologous serum eye drops and silicone hydrogel lenses for the treatment of persistent epithelial defects. Eye Contact Lens, 2011, 37（6）: 370-373.
3. SCHRADER S, WEDEL T, MOLL R, et al. Combination of serum eye drops with hydrogel bandage contact lenses in the treatment of persistent epithelial defects. Graefes Arch Clin Exp Ophthalmol, 2006, 244（10）: 1345-1349.
4. OKADA Y, REINACH P S, KITANO A, et al. Neurotrophic keratopathy: Its pathophysiology and treatment. Histol Histopathol, 2010, 25（6）: 771-780.

（阮方）

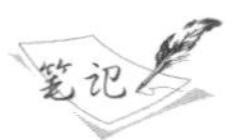

病例 10 隐球菌性脑膜脑炎继发视盘水肿

病历摘要

【基本信息】

患者，男，41 岁。主诉“间断发热 45 天，加重伴头疼 35 天”，于 2018 年 9 月 23 日收入我院感染科住院。患者于外院检查发现 HLA-B27 抗体阳性，按强直性脊柱炎治疗无效，随后腰椎穿刺提示隐球菌脑膜炎，予抗真菌治疗，HIV 初筛及确证试验阳性。既往体健，间断四肢出现皮疹半年，未系统治疗。8 年前学习针灸时有可疑暴露史。$CD4^+$ T 淋巴细胞计数 10^7 个 /μL，腰椎穿刺最高 104 cmH_2O，脑脊液隐球菌墨汁染色可见 3 ～ 5 个 /HP。快速新型隐球菌抗原鉴定阳性。梅毒、结核、卡氏肺孢子虫、弓形体检测（–）。眼科会诊：患者双眼无不适，无眼痛，无视力下降或视物遮挡感。

【眼科检查】

发病期间偶有双眼一过性视物模糊，无眼红、眼痛。双眼视力（戴镜）：右眼 0.8，左眼 0.9。双眼眼压正常。双眼眼位正常，各方向运动不受限。双眼前节正常，相对性瞳孔传入障碍（–）。双眼视盘边界不清，水肿隆起，视盘周围火焰状出血，视网膜前出血，静脉扩张，视网膜周边部散在点片状出血。

【辅助检查】

欧堡超广角眼底照相：左眼（图 10-1）视盘边界不清，水

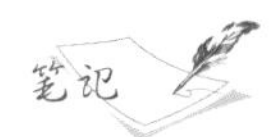

肿隆起，视盘周围火焰状出血，静脉扩张，视网膜周边部散在点片状出血；右眼（图 10-2）视盘边界不清，水肿隆起，视盘周围火焰状出血、视网膜前出血，静脉扩张，视网膜周边部散在点片状出血。视盘光学相干断层扫描检查示：双眼视盘水肿（图 10-3 至图 10-6）。动态视野检查示：双眼生理盲点扩大。

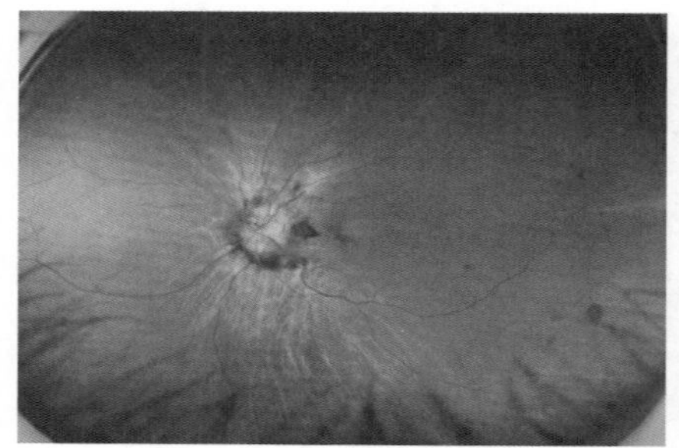

图 10-1　欧堡超广角左眼眼底照相

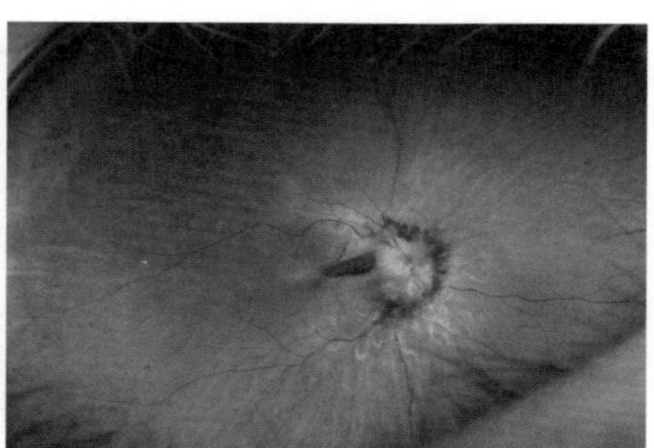

图 10-2　欧堡超广角右眼眼底照相

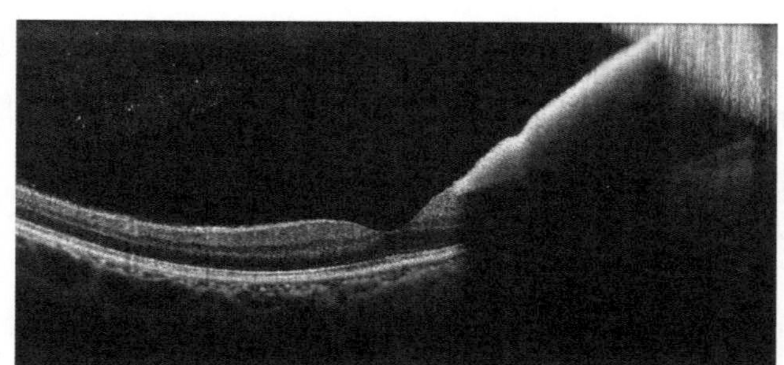

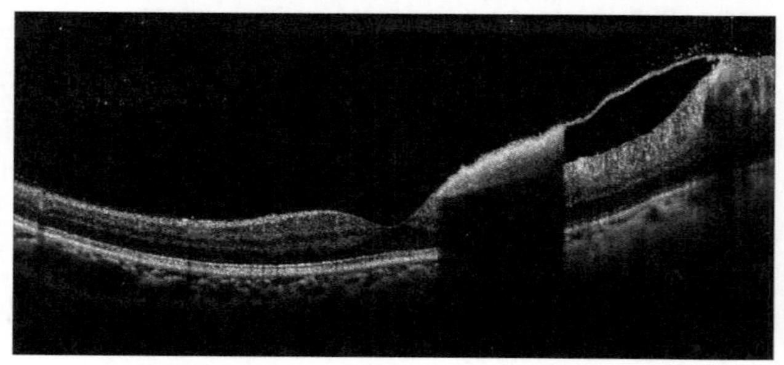

黄斑与视盘之间视网膜前出血。

图 10-3　右眼黄斑区 OCT 检查（2018 年 11 月 5 日）

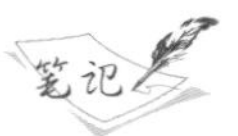

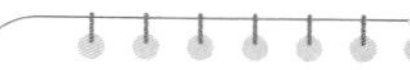

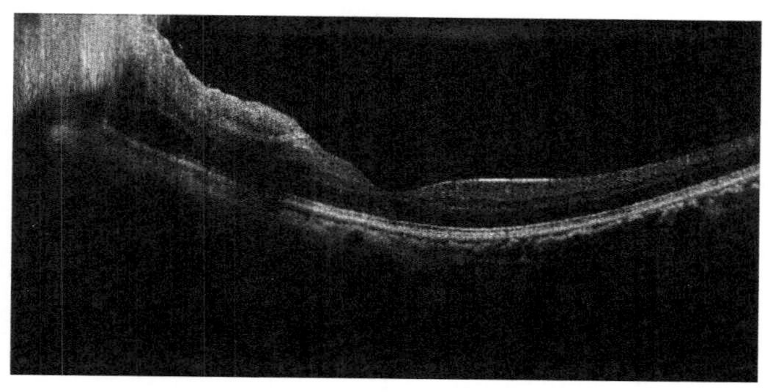

黄斑与视盘之间视网膜水肿。

图 10-4　左眼黄斑区 OCT 检查（2018 年 11 月 5 日）

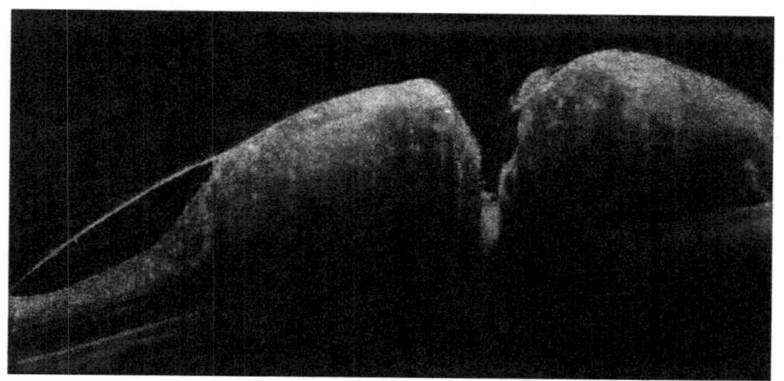

视盘水肿。

图 10-5　右眼视盘区 OCT 检查（2018 年 11 月 5 日）

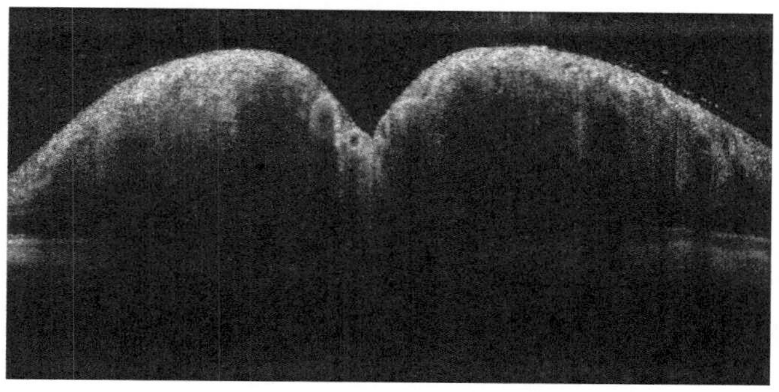

视盘水肿。

图 10-6　左眼视盘区 OCT 检查（2018 年 11 月 5 日）

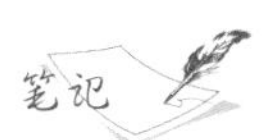

【诊断】

双眼颅高压性视盘水肿；获得性免疫缺陷综合征，艾滋病期；隐球菌性脑膜脑炎。

【诊断依据】

隐球菌性脑膜脑炎相关的视盘水肿根据患者全身病情及眼底表现即可确诊，具体包括：①隐球菌性脑膜脑炎诊断明确，有明确的高颅压病史；②有或无缓慢的视力下降；③双眼无前节炎症反应，双眼底视盘高度隆起水肿，视盘表面或周围神经纤维层出血。

【治疗及预后】

无论是肺部还是颅内感染，若不积极治疗，病情会进行性加重，患者可在数日内死亡。治疗上主要围绕感染科的抗真菌治疗和降颅压治疗，只有积极有效地降颅压处理才能挽救视力，眼科无特殊处理，定期查眼底观察病情进展情况。

2019 年 1 月 2 日复查，仍有双眼一过性视物模糊，数秒后自行缓解，无视力下降或遮挡感，全身情况稳定，无头晕、恶心等不适。复查双眼视力（戴镜）：右眼 1.0，左眼 0.8。双眼眼压正常。双眼眼位正常，各方向运动不受限。双眼前节正常，RAPD（–）。双眼视盘边界欠清，无明显水肿，视网膜出血点吸收。眼底照相：左眼（图 10-7）视盘水肿，较前减轻；右眼（图 10-8）视盘水肿，较前减轻，提示双眼视盘水肿较前减轻，动态视野检查提示双眼生理盲点扩大。

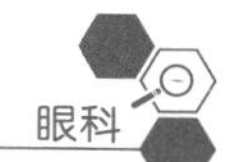

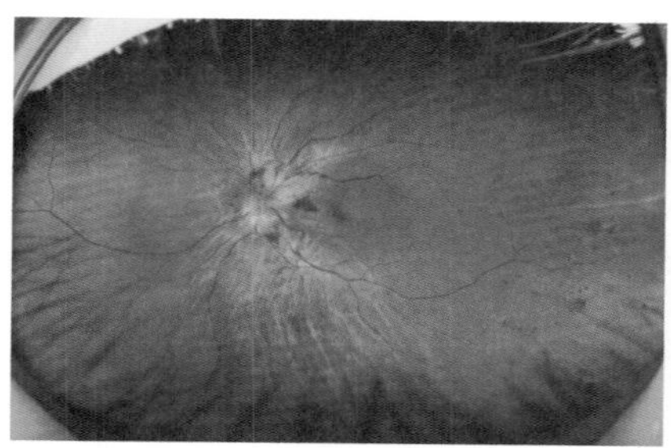

图 10-7　欧堡超广角左眼眼底照相
（2019 年 1 月 2 日）

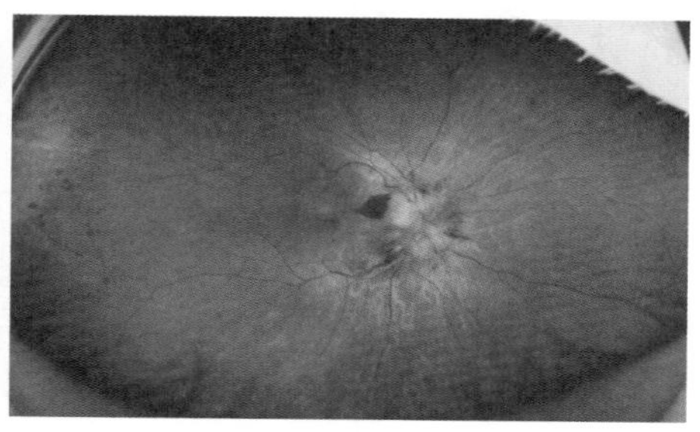

图 10-8　欧堡超广角右眼眼底照相
（2019 年 1 月 2 日）

病例分析

隐球菌性脑膜脑炎患者最常见眼底表现为视盘水肿，伴视盘周围出血，还可见双眼复视，为双眼或单眼运动神经麻痹，外展神经麻痹最常见；脉络膜病灶；可同时伴有巨细胞病毒性视网膜炎；也可能出现球后视神经病变或颅内视神经病变，患者视力明显下降，而早期眼底正常，晚期视神经萎缩。

隐球菌性脑膜脑炎继发的视盘水肿是一种非炎性被动性水肿，颅内感染后出现局灶性或弥漫性脑水肿；炎性反应粘连、菌体阻塞脑脊液循环通路，产生非交通性脑积水；脑脊液吸收受阻等多种因素共同作用下颅内容积增大，颅内压增高。

值得注意的是，有部分隐球菌感染患者在治疗后会出现免疫重建炎性综合征，此时眼底也可表现为视盘水肿，或伴有视盘周围出血。这种视盘水肿是由于颅内免疫重建炎症反应进一步堵塞了脑脊液循环通路，使得颅高压加重，此时患者的 HIV 病毒载量下降，$CD4^{+}$ T 淋巴细胞计数上升，脑脊液隐球菌抗原水平下降、培养阴性。

病例点评

随着 HAART 治疗的广泛应用，新型隐球菌感染及其引起的眼底病变逐渐少见。文献报道约有 40% 的隐球菌脑膜炎患者会出现眼部改变，可累及虹膜、睫状体、脉络膜、视网膜和视神经。临床上绝大多数患者都是在颅内感染之后出现眼底改变。这类患者全身状态差，行动不便，很容易忽略眼部症状，也很难在疾病早期观察到患者眼底情况。临床上更常见的是患者出现颅高压后前往眼科会诊，或患者意识恢复后发现视力异常前来眼科就诊。因此，临床上针对这类患者，感染科和眼科医生应加强合作，以便更全面地了解患者的病情，做到早发现、早治疗。

参考文献

1. 中华医学会感染病学分会 . 隐球菌性脑膜炎诊治专家共识 . 中华传染病杂志，2018，36（4）：193-199.
2. KHURANA R N，JAVAHERI M，RAO N. Ophthalmic manifestations of immune reconstitution inflammatory syndrome associated with cryptococcus neoformans. Ocular Immunology and Inflammation，2008，16（4）：6.
3. ADERMAN C M，GOROVOY I R，CHAO D L，et al. Cryptococcal choroiditis in advanced AIDS with clinicopathologic correlation. American Journal of Ophthalmology Case Reports，2018，10：51-54.
4. MOODLEY A，NAIDOO N，REITZ D，et al. The Optic Nerve Compartment Syndrome in Cryptococcus-Induced Visual Loss.Neuroophthalmology，2013，37（3）：124-128.
5. RIGI M，KHAN K，SMITH S V，et al. Evaluation and Management of the Swollen Optic Disc in Cryptococcal Meningitis. Survey of Ophthalmology，2017，62（2）：150-160.

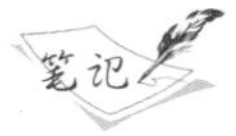

6. ADERMAN C M，GOROVOY I R，CHAO D L，et al. Cryptococcal choroiditis in advanced AIDS with clinicopathologic correlation. American Journal of Ophthalmology Case Reports，2018，10：51-54.

7. MOODLEY A，RAE W，BHIGJEE A. Visual loss in HIV-associated cryptococcal meningitis：A case series and review of the mechanisms involved. Southern African Journal of HIV Medicine，2015，16（1）：1-9.

（杜葵芳）

笔记

第二章 耳鼻咽喉头颈外科

病例 11　外耳道胆脂瘤伴艾滋病

病历摘要

【基本信息】

患者，男，45 岁。主诉“右耳听力下降、耳闷 6 月余”收入院。患者于 6 个月前出现右耳听力下降，伴耳闷，耳鸣，为持续性“嗡嗡声”，偶有耳痛，耳无流血，无流水流脓。就诊于当地医院，行肿物切除手术，病理检查提示“外耳道鳞状上皮乳头状瘤”，术后症状改善明显。4 个月前再次出现右耳听力下降，伴有耳闷及耳鸣，无流水流脓，就诊于上海某医院，建

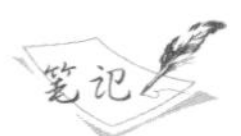

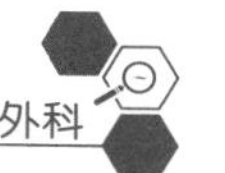

议再次手术。后患者就诊于我院，门诊以“外耳道肿物，艾滋病”收入院治疗。

既往史：艾滋病病史20年，目前口服药物治疗。丙型病毒性肝炎病史8年。否认高血压、糖尿病、心脏病等慢性疾病史，否认其他传染性疾病，否认外伤史。20年前患阑尾炎，行阑尾切除手术。6个月前因外耳道肿物，行外耳道肿物切除手术。否认性病史。对中成药过敏，具体药物不详。

【体格检查】

体温36 ℃，血压110/80 mmHg，心率79次/分，呼吸19次/分。神志清，精神可，肝掌（–），蜘蛛痣（–），全身浅表淋巴结未及肿大，双肺呼吸音清，未闻及干、湿性啰音，心律齐，未闻及杂音，腹软，无压痛及反跳痛，肝脾肋下未触及，移动性浊音（–），双下肢无水肿。左外耳道少许耵聍，右外耳道肿物，完全堵塞外耳道，表面棕褐色干痂，质脆，易出血；左侧鼓膜完整，表面标志清，右侧鼓膜无法窥及。鼻黏膜充血，双侧下鼻甲稍大，鼻中隔大致居中，鼻咽部光滑，咽部充血，双侧扁桃体不大，舌根淋巴组织增生，会厌光滑抬举好，双杓及双声带活动对称，双声带表面光滑，梨状窝未见肿物。

【辅助检查】

入院前病理检查（2018年10月4日）结果：外耳道鳞状上皮乳头状瘤。

入院后完善检查提示：白细胞计数（WBC）3.34×10^9/L，红细胞计数（RBC）4.93×10^{12}/L，血红蛋白（Hb）156 g/L，血小板计数（PLT）81×10^9/L，ALT 128.7 U/L，AST 65 U/L，总蛋白（TP）69.1 g/L，总胆固醇3.26 mmol/L，γ-谷氨酰转肽酶

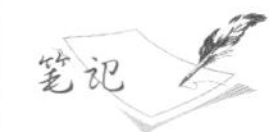

64.2 U/L，尿素（BUN）4.96 mmol/L，肌酐（Cr）64.6 μmol/L，肾小球滤过率（GFR）111.98 mL/（min · 1.73 m^2），尿酸（UA）236.4 μmol/L，葡萄糖 5.17 mmol/L，钾 4.01 mmol/L，钙 2.13 mmol/L，磷 1.04 mmol/L，丙型肝炎病毒抗体 55.18 COI（+），甲型肝炎病毒 IgG 抗体 56.90 U/L（+），甲型肝炎病毒 IgM 抗体 0.437 COI（–），HBsAb 0.318 COI（–），$CD4^+$ T 淋巴细胞计数 268 个 /μL。

颞骨 CT 平扫：结合病史，符合右耳鳞状细胞乳头状瘤术后复发，累及右侧鼓室及右侧乳突。

病理检查：（右外耳道）送检破碎组织，多为角化及角化不全物，可能为胆脂瘤；另见一小块鳞状上皮呈乳头瘤样改变，部分上皮细胞呈轻至中度异型性，有的细胞呈挖空样。

【诊断】

右外耳道胆脂瘤；获得性免疫缺陷综合征；丙型病毒性肝炎；右外耳道肿物切除术后；慢性鼻炎；慢性咽喉炎；阑尾切除术后。

【诊断依据】

患者为中年男性，慢性起病，6 个月前出现右耳听力下降，伴耳闷，有耳鸣，为持续性“嗡嗡声”，偶有耳痛，耳无流血，无流水流脓。就诊于当地医院，行肿物切除手术，病理检查提示“外耳道状上皮乳头状瘤”，症状改善明显。4 个月前再次出现右耳听力下降，伴有耳闷及耳鸣，无流水流脓，就诊于上海某医院，考虑肿物复发。既往艾滋病病史 20 年，丙型肝炎病史 8 年。20 年前因阑尾炎行阑尾切除手术。6 个月前因外耳道

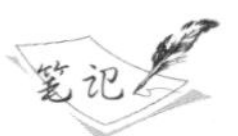

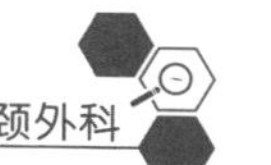

肿物行外耳道肿物切除手术。抗丙型肝炎病毒抗体：55.18（+）COI。颞骨 CT 平扫：结合病史，符合右耳鳞状细胞乳头状瘤术后复发，累及右侧鼓室及右侧乳突。

【治疗经过】

患者入院后完善查体及相关检查，无明显手术禁忌，全身麻醉下行显微镜下电视耳内镜下右侧外耳道肿物切除术 + 外耳道成形术 + 鼓室探查术。术后患者恢复良好，3 天打包换药，术后 1 周拆线。

病例分析

1. 外耳道胆脂瘤的病因

目前，外耳道胆脂瘤的确切病因尚不清楚。Holt 将外耳道胆脂瘤的病因分为以下几种。①外伤型：主要是外伤（包括手术）破坏外耳道皮肤的完整性，损伤皮肤的边缘发生内翻性生长或上皮褶皱而形成胆脂瘤。②外耳道狭窄型：各种原因引起的外耳道狭窄或阻塞致角化上皮细胞向外移行受阻，致上皮滞留。③外耳道肿瘤或骨瘤阻塞型。④自发型。

有学者认为是几种病因综合所致。无论是外耳手术、外伤还是炎症均可破坏外耳道上皮的完整性，使生发层的细胞生长旺盛，角化上皮脱落堆积，由于外耳道狭窄，阻碍了脱落上皮的排出；同时外耳道因狭窄而通风不良，外耳皮肤正常代谢被破坏；加上外耳经常进水浸泡，栓塞物胀大，其中的表皮生长因子、溶胶原酶使外耳道内端不断扩大，角化上皮排出更加困难；堆积的脱落上皮中间部分缺氧腐败分解，产生胆固醇结

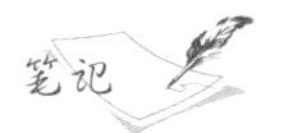

晶，外耳道的骨壁被侵蚀扩大。

2. 外耳道胆脂瘤的临床表现

外耳道胆脂瘤临床上主要表现为耳闷胀感，不同程度的耳聋、耳鸣，持续性或间歇性耳溢，一侧头痛不适等。检查常见外耳道有白色鳞状上皮样物或干酪样块状物堆积，多有外耳道骨壁侵蚀，有时可见骨缺损、鼓膜内陷、变厚、穿孔等。X 线和（或）CT 检查可见外耳道扩大、骨质破坏，中耳乳突炎症或骨质破坏改变。听力学检查多为轻、中度传导性耳聋。

病例点评

此患者于 6 个月前在当地医院行外耳道肿物切除手术，病理检查提示“外耳道鳞状上皮乳头状瘤”。术后患者初始症状明显缓解，2 个月后再次出现听力下降、耳闷及耳鸣症状，于我院再次手术切除外耳道肿物并行外耳道重建，术后患者恢复良好，但仍需多次换药并警惕肿物复发或外耳道狭窄等并发症的发生。

参考文献

1. HOLT J J. Ear canal cholesteatoma.Laryngoscope，1992，102（6）：608-613.
2. 徐帅，郭洁，范崇盛 . 外耳道胆脂瘤的临床特点与手术方式的选择 . 中华耳科学杂志，2018，16（3）：352-355.
3. 尹兆富 . 外耳道胆脂瘤的诊断和治疗 . 中华耳科学杂志，2006，4（3）：217-219.

（杨琳）

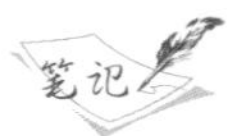

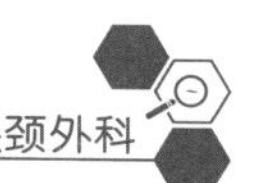

病例 12 肝硬化合并鼻出血

病历摘要

【基本信息】

患者，男，49 岁。主诉“鼻出血 1 周”来院就诊。患者于 1 周前出现不明原因右侧鼻腔出血，呈间歇性，量不多，伴鼻腔干燥感，无鼻塞，黄脓涕，头痛及嗅觉改变，自行局部压迫止血。近 1 周来，上述症状每于咳嗽、喷嚏、情绪激动时反复发作，每日 1 ～ 2 次，量不多，均自行止血。

既往史：病毒性肝硬化，失代偿期，长期口服抗病毒药物治疗。

【体格检查】

一般情况：生命体征平稳，精神不振，面色晦暗，巩膜黄染，双肺呼吸音粗，双下肢无水肿，皮肤及口腔黏膜未见明显出血点及渗血。

专科查体：见双鼻黏膜慢性充血、干燥，双下鼻甲无肿大，左侧鼻中隔前端犁氏区糜烂，右侧鼻中隔前端犁氏区可见糜烂、出血。

【辅助检查】

肝功能：ALT 58.5 U/L，AST 177.7 U/L，总胆红素（TBiL）82 μmol/L，直接胆红素（DBiL）31.3 μmol/L，总蛋白（TP）80.9 g/L，白蛋白（ALB）31.8 g/L。凝血项：凝血酶原时间

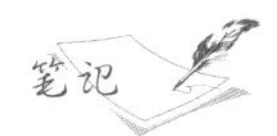

（PT）17.1 s，凝血酶原活动度（PTA）54%，凝血酶原比率（INR）1.51。血常规：血红蛋白（Hb）123 g/L，血小板计数（PTT）57×10^9/L，淋巴细胞绝对值 1.06×10^9/L，单核细胞绝对值 0.27×10^9/L，中性粒细胞绝对值（NEUT）3.58×10^9/L，嗜酸性粒细胞绝对值 0.14×10^9/L。

【诊断】

鼻出血；干燥性鼻炎；病毒性肝硬化，失代偿期。

【治疗经过】

①严密监测生命体征变化及血常规，评估患者一般状态。②监测患者血小板及凝血状态，必要时请肝内科会诊，调整肝功能状态。③鼻内镜检查，评估出血部位及出血量。④给予鼻冲洗治疗，保持鼻腔黏膜湿润。

【随访】

给予鼻冲洗治疗后，随访半年无鼻出血发作。

病例分析

鼻出血是耳鼻咽喉科最常见的急症之一，轻者仅表现为涕中带血，重者可导致失血性休克。由于病因复杂，鼻出血诊断方法和治疗手段多样。导致鼻出血的原因分为局部因素和全身因素，成人鼻出血常与心血管疾病、非甾体抗炎药的使用及酗酒等因素有关；儿童鼻出血多见于鼻腔干燥、变态反应、鼻腔异物、血液系统疾病、肾病及饮食偏食等。

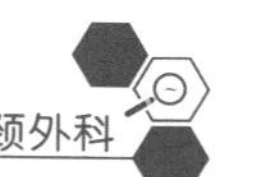

1. 鼻出血的诊断

（1）临床表现：多为单侧鼻腔出血，如由全身因素引起者，亦可双侧出血。出血剧烈或鼻腔后部出血常表现为口鼻同时流血或双侧流血。血块大量凝集于鼻腔可导致鼻塞症状。咽入大量血液可出现恶心、呕吐，需要与咯血、呕血进行鉴别。成人急性失血量达 500 mL 时，多有头昏、口渴等症状，失血量达到 1000 mL 时可出现血压下降、心率加快等休克前期症状。

（2）检查目的：在于查明出血原因和确定出血部位，具体包括以下检查。①前鼻镜检查，多能发现鼻腔前部的出血点。②鼻镜检查，用于明确鼻腔后部或隐匿部位的出血，应特别注意检查下鼻道穹隆顶部、中鼻道后上部、嗅裂鼻中隔部和蝶筛隐窝等区域。③数字减影血管造影术（DSA），对头颅外伤所致的鼻腔大出血，应高度警惕颈内动脉破裂、颈内动脉假性动脉瘤、颈内动脉海绵窦瘘等可能，行 DSA 有助于明确诊断。④其他检查，血常规、出血和凝血功能、肝肾功能、心电图、血压监测及鼻部 CT 或（和）MRI 等检查。

2. 治疗经过

治疗原则包括生命体征的维护、选择恰当的止血方法及针对出血原因进行治疗，同时应根据患者处于出血期或间歇期及是否具备内镜诊疗的条件进行相应的处理。

在出血期，经前鼻镜或鼻内镜检查出血点明确，应采取电凝止血；如果不具备内镜诊疗条件，建议采用指压止血法或鼻腔填塞止血；危重患者应在保证患者生命体征安全的情况下，必要时转上级医院进一步诊治。若鼻出血处于间歇期，应行鼻内镜探查，明确出血部位，切忌盲目施行鼻腔填塞。

（1）局部治疗：先取出鼻腔内填塞物及血凝块，以 1% 丁卡因（含减充血剂）棉片收缩、麻醉鼻腔黏膜，详细检查鼻腔及鼻咽部，根据出血部位或出血状况选择合理的止血方法。常用局部止血方法包括指压止血法、电凝止血法、前后鼻孔填塞术、血管凝固（结扎）术、血管栓塞术等。

（2）全身治疗：①维持生命体征：严重的鼻出血应注意监测血压、心率，必要时予以补液，维持生命体征平稳。当血容量减少导致 Hb ＜ 70 g/L 时，需要考虑输血。如出现失血性休克，应及时进行抗休克治疗等急救处理。②镇静剂有助于缓解患者紧张情绪，减少出血；止血剂仅适用于凝血功能障碍导致的黏膜弥漫性出血，动脉性出血不建议应用；针对病因治疗，如有明确的出血原因，应选择适合的治疗措施，积极治疗原发病。

3. 肝硬化患者合并鼻出血的特点及处理

通过对我院肝硬化患者鼻出血的特点分析，与代偿期肝硬化患者相比，失代偿期肝硬化患者发生鼻出血的风险明显增加。肝硬化尤其是失代偿期的患者，由于肝的合成、解毒、排泄和生物转化等功能发生严重障碍，很大程度上增加继发性出血的风险。对于此类患者的鼻出血，常表现为鼻腔黏膜较广泛的糜烂出血，建议应用可吸收性止血材料填塞止血，同时治疗原发病，纠正血小板及凝血状态，必要时输注血小板或血浆治疗。

此外，鼻腔干燥也是肝硬化患者发生鼻出血的另一重要因素。据文献报道，肝硬化鼻出血患者常表现为鼻腔黏膜干燥、菲薄，病变呈弥漫性溃疡、糜烂、渗血等表现。在临床观察中也有类似发现，在肝硬化患者中，患者鼻腔干燥的主观感觉较

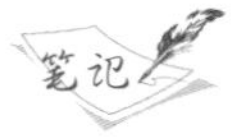

多。针对这一情况，给予患者鼻腔冲洗保湿预防及治疗后，鼻出血的发生率明显下降。

病例点评

肝硬化合并鼻出血是耳鼻咽喉科最常见的急症之一。由于肝的合成、解毒、排泄和生物转化等功能发生严重障碍，鼻出血常反复发作，严重时出血凶猛，甚至危及患者生命。近年来，随着对肝病出凝血机制的深入研究发现，肝硬化时凝血原抗凝原纤溶系统间会重新达到一种“再平衡”状态，不会引起出血性疾病。尽管如此，这种“再平衡”状态具有潜在的不稳定性，较易受门静脉高压、慢性肾功能不全、内皮细胞功能紊乱、内源性类肝素样物生成等因素影响，进而引发出血性并发症。肝硬化鼻出血患者常表现为鼻腔黏膜干燥、菲薄，病变呈弥漫性溃疡、糜烂、渗血等表现。给予鼻冲洗保湿预防鼻出血的发生具有重要意义。

参考文献

1. 中华耳鼻咽喉头颈外科杂志编辑委员会鼻科组，中华医学会耳鼻咽喉头颈外科学分会鼻科学组．鼻出血诊断及治疗指南（草案）．中华耳鼻咽喉头颈外科杂志，2015，50（4）：265-267.
2. 鲍诗平，刘勇刚，邵姗，等．肝硬化患者鼻出血的临床特征及危险因素分析．北京医学，2015，37（9）：850-853.
3. 邵姗，鲍诗平，刘勇刚，等．肝炎肝硬化合并鼻出血的影响因素分析．中国全科医学，2013，16（10）：3544-3546.

（邵姗）

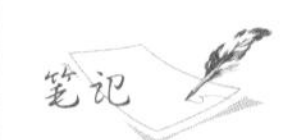

病例 13　慢性鼻 – 鼻窦炎伴艾滋病

病历摘要

【基本信息】

患者，男，48 岁。主诉“双侧鼻塞伴头痛 6 个月”收入院。患者于 6 个月前感冒后出现双侧间断鼻塞，伴右侧颞部间断性胀痛，伴咽部不适，伴涕倒流，伴夜间睡眠打鼾，无憋醒，伴听力下降，耳闷胀。无鼻痒、喷嚏、流涕，无嗅觉减退。于当地医院就诊，给予患者鼓膜穿刺后耳部症状消失。给予喷鼻激素及促排药物治疗 3 个月，鼻塞及头痛未见明显好转。患者为求进一步诊治，于我院门诊就诊，诊断为“鼻窦炎”收入院。患者自发病来，精神食欲可，大小便正常，体重无增减。

既往史：平素健康状况良好。3 年前患获得性免疫缺陷综合征，正规治疗，病情稳定。高血压病史 3 年，血压最高达 150/100 mmHg，规律用药，平时血压波动在 120/80 ～ 130/80 mmHg。否认糖尿病、心脏病。否认其他非传染性疾病。否认外伤史，否认手术史。否认性病史。否认过敏史。

【体格检查】

一般情况：各项生命体征平稳，体温 36.8 ℃，血压 130/80 mmHg，脉搏 78 次 / 分，呼吸 19 次 / 分。皮肤黏膜正常，头颅无畸形，双侧瞳孔等大等圆，对光反射存在。颈软无抵抗，浅表淋巴结未触及无肿大，气管居中。甲状腺未触及肿大，心肺腹未见明显异常。

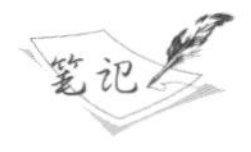

专科检查：耳廓正常，外耳道通畅，无脓性分泌物，鼓膜完整，标志清。乳突无压痛，听力粗试正常。鼻中隔左偏，鼻腔黏膜充血肿胀，鼻甲肥大。鼻道窦口复合体肿胀，黏膜水肿呈息肉样变。咽部黏膜光滑，扁桃体无肿大。咽后壁充血，会厌光滑无畸形，双声带光滑，双侧声带活动对称。

【辅助检查】

鼻窦 CT（外院）检查结果：考虑鼻窦慢性炎症。睡眠监测（本院）：AHI 为 10，最低血氧饱和度为 70%。入院后鼻窦 CT 平扫：双侧上颌窦、筛窦及左侧额窦炎症。心电图：未见明显异常。胸部正位片：主动脉型心。HIV 病毒载量：TND。血常规：WBC 5×10^9/L，RBC 4.58×10^{12}/L，Hb 151 g/L，PLT 270×10^9/L。凝血项：PT 13.5 s。术前病毒筛查：HIV 抗体（+），T、B 细胞亚群与 NK 细胞功能分析：T 淋巴细胞绝对数 1110 个 /μL，NK 淋巴细胞绝对数 124 个 /μL，NK 样 T 淋巴细胞绝对数 54 个 /μL，B 淋巴细胞绝对数 179 个 /μL，淋巴细胞绝对数 1424 个 /μL。尿常规及生化常规未见明显异常。

【诊断】

慢性鼻 – 鼻窦炎（双）；阻塞性睡眠呼吸暂停低通气综合征；获得性免疫缺陷综合征；高血压 1 级，低危。

【诊断依据】

6 个多月前感冒后出现双侧间断鼻塞，伴右侧颞部间断性，胀痛，伴咽部不适，伴涕倒流，伴夜间睡眠打鼾，无憋醒。伴听力下降，耳闷胀。既往史：3 年前患获得性免疫缺陷综合征，正规治疗，病情稳定。高血压病史 3 年。体征：鼻中

隔左偏，鼻腔黏膜充血肿胀，鼻甲肥大。鼻道窦口复合体肿胀，黏膜水肿呈息肉样变。辅助检查：睡眠监测 AHI 为 10，最低血氧饱和度为 70%。鼻窦 CT 平扫：双侧上颌窦、筛窦及左侧额窦炎症。HIV 病毒载量：TND。T 淋巴细胞绝对数 1110 个 /μL。依据患者症状体征及辅助检查，支持诊断。

【鉴别诊断】

（1）鼻部脑膜脑膨出：一般单侧多见，患者年龄通常较小，病史较长。鼻窦 CT 平扫可以显示颅底骨质的缺损及脑组织的膨出，少数伴颅内频繁感染症状，鼻窦本身一般无炎症病变。

（2）鼻内翻性乳头状瘤：一般单侧多见，病变发展迅速，后期有涕中带血丝、面部疼痛等破坏症状，鼻窦 CT 平扫可显示病变周围骨质破坏。部分病例不典型，仅能通过病理活检鉴别。

（3）鼻腔、鼻窦恶性肿瘤：病变发展迅速，表面污浊，常伴恶臭、出血及周围骨质破坏，鼻内镜检查及 CT 扫描不难鉴别，但须注意此类病变常压迫周围组织，引起周围黏膜息肉样变，或同时合并鼻息肉存在，注意勿要疏忽遗漏。

【治疗经过】

患者常规保守治疗后未见明显好转，故采取鼻内镜手术治疗。术中见双侧鼻腔黏膜充血，双侧鼻甲肥大，左侧中鼻道内可见息肉样新生物，右侧中鼻道内黏膜水肿呈息肉样变。0° 鼻内镜下切除左侧息肉送病理，后切除钩突，以高速吸切钻开放筛窦、上颌窦，扩大上颌窦窦口，清除上颌窦内病变。同法开放右侧筛窦、上颌窦，上颌窦内为囊肿样新生物，筛窦内黏

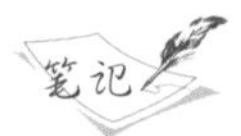

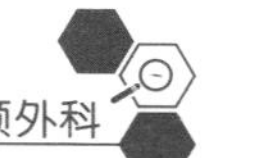

膜水肿呈息肉样变，予以清理。应用低温等离子刀消融双侧肥大的下鼻甲，术区妥善止血，冲洗术区，止血纱布填塞于双侧中鼻道，双侧鼻腔各填塞膨胀海绵 2 根，术毕。术后给予患者头孢他啶 1.0 g，静脉滴注，每日 2 次，连用 7 天；地塞米松 5 mg，小壶，每日 1 次，连用 3 天；尖吻蝮蛇血凝酶 2 U，小壶，每日 1 次，连用 3 天；布地奈德混悬液 2 mg 经鼻雾化吸入，每日 2 次，连用 7 天。同时口服开瑞坦 10 mg，每日 1 次；口服桉柠蒎肠溶胶囊，每日 3 次。术后 48 小时撤出填塞膨胀海绵，72 小时撤出止血纱布，后给予鼻腔冲洗，换药处理。术后 7 天出院。

术后病理：（左侧中鼻道息肉）符合鼻息肉，并见少量骨组织。（右侧上颌窦囊肿）符合上颌窦囊肿形成。（右侧中鼻道息肉样肿物）考虑鼻息肉，并见少量骨组织。

【随访】

出院后继续激素喷鼻，抗过敏、促排、鼻冲洗治疗 1 周。避免挖鼻、擤鼻，禁食辛辣刺激食物，患者恢复好。患者术后 1 周、2 周、1 个月、3 个月、6 个月随访换药，预后良好。

病例分析

1. 慢性鼻－鼻窦炎的诊疗思维

（1）需要明确患者的病史情况。感冒为常见诱因，如果合并鼻腔解剖变异，急性炎症反复发作或治疗不彻底，往往迁延成慢性炎症。患者为中年男性，询问病史时要排除全身疾病，局部因素要考虑是否有经常反复发作咽痛、睡眠打鼾、张口呼

吸情况。患者主要症状表现为间断鼻塞，一般交替性鼻塞和间断性鼻塞是慢性单纯性鼻炎的主要临床表现，而持续性鼻塞则主要见于慢性肥厚性鼻炎，从这一主要症状来看，本例患者支持慢性单纯性鼻炎的诊断。

（2）患者流黏稠涕，鼻漏是诊断的重要依据。该患者流黏稠白涕，平时无异味，这可与伴有细菌感染的流黏稠黄涕的急性鼻炎相鉴别。

（3）可以与有鼻痒、喷嚏、流清涕的变应性鼻炎鉴别。其他症状，如有鼻后滴漏、咽干、咽痛、头痛、头昏、嗅觉减退、闭塞性鼻音、耳闷堵感和听力减退等。该患者有耳部闷堵的症状，考虑病变侵及咽鼓管咽口，咽鼓管欠通畅，有分泌性中耳炎的症状。

（4）体征：主要是专科体格检查所见。鼻腔黏膜是否充血、肿胀、光滑，弹性如何，是鼻科检查最基本的体征。鼻甲是否肥大，鼻中隔是否居中，决定了鼻腔的通气状况及程度。黏膜表现为暗红色充血、肿胀，这有别于变应性因素引起的黏膜苍白水肿。除体格检查外，影像学检查是了解鼻腔鼻窦结构病变的最重要手段之一。

2. 慢性鼻窦炎的诊疗

治疗：一般选用保守治疗，无效后选择手术治疗。

（1）鼻喷激素的应用：目前认为鼻喷激素是改善鼻腔炎性状态的首选药，但需长期坚持用药，用药时间最好是清晨起床后，与人体的激素分泌时间相一致。

（2）减充血剂的治疗：如果患者开始难以忍受鼻塞的情况，可适当应用鼻腔减充血剂，但连续应用最好不要超过 1

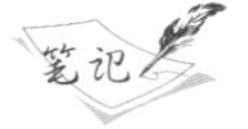

周，以免引起药物性鼻炎的发生。

（3）鼻镜下鼻窦开放术：鼻镜下鼻窦开放术是目前治疗鼻窦炎的常用术式，通过在保留鼻腔正常结构的前提下，开放窦口通畅引流，从而减轻或者治愈窦内病变。

病例点评

艾滋病发病阶段，患者鼻腔黏膜、鼻咽部黏膜及鼻窦会出现特异性表现，如鼻腔黏膜的水肿、糜烂、鼻出血、鼻咽淋巴样组织增生及鼻腔特异性感染等；随着艾滋病发展到艾滋病期，鼻腔继而出现典型艾滋病期表现，包括 Kaposi 肉瘤、Burkitt 淋巴瘤等。针对艾滋病患者的鼻 – 鼻窦及鼻咽部典型症状，并基于其免疫系统缺陷的特殊性，常规的耳鼻咽喉科治疗可能收不到理想的疗效。艾滋病患者是特殊的病患人群，临床发现此类患者术中出血及术后感染较正常患者多，故在手术中需进行仔细止血及填塞，延长填塞时间，并且术后需加强护理，避免术后感染。但目前关于艾滋病合并鼻窦炎的病例尚缺乏统一的诊断及治疗流程，缺乏可靠翔实的大样本报道，需在之后的工作中进一步研究总结。

参考文献

1. 刘晓哲 . 功能性鼻内镜手术治疗慢性鼻 - 鼻窦炎的疗效及预后影响因素分析 . 中国耳鼻咽喉头颈外科，2015，22（6）：319-320.
2. 龚成，廖勇 . 经鼻内镜手术结合药物治疗慢性鼻窦炎伴鼻息肉的疗效 . 中国老年学杂志，2015，35（3）：679-680.

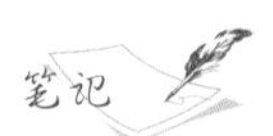

3. 中华耳鼻咽喉头颈外科杂志编辑委员会鼻科组．慢性鼻-鼻窦炎诊断和治疗指南．中国医刊，2013，48（11）：103-105.
4. 肖二彬，毕朝煜，赵宝建．鼻内镜手术在鼻窦炎、鼻息肉治疗中的临床疗效分析及影响因素研究．现代预防医学，2013，40.

（昝芳）

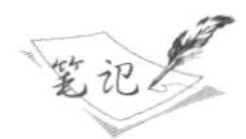

病例 14　牙源性上颌窦炎伴艾滋病

病历摘要

【基本信息】

患者，男，33 岁。主诉“右侧黄脓涕伴嗅觉减退 1 年余”来院就诊。患者于入院前 1 年拔牙后出现右侧头痛，伴黄脓涕，量不多，有特殊臭味，无涕中带血、嗅觉减退，无鼻塞、发热、面部胀痛等不适，无视力、视野等改变，曾就诊于我院门诊，给予抗炎、促排、鼻喷激素及鼻冲洗等治疗，症状有所缓解，仍觉右侧鼻腔黄脓涕明显，为行手术治疗收入院。患者自发病以来，精神好，食欲及睡眠佳，大小便正常。

既往史：确诊获得性免疫缺陷综合征，长期规律抗病毒治疗，目前病情平稳，CD4 水平仍较低。

【体格检查】

一般检查：神志清，精神可，生命体征平稳，心、肺、腹查体未见明显异常。

专科查体：见双鼻黏膜慢性充血，干燥，双下甲大，右侧中鼻道可见脓性分泌物，鼻中隔左偏，右侧上颌窦区压痛（+），右上第一磨牙牙根暴露。

【辅助检查】

辅助性 T 细胞亚群 Th1、Th2 细胞检测：$CD4^{+}$ T 淋巴细胞计数 185 个 /μL。

【诊断】

牙源性上颌窦炎；获得性免疫缺陷综合征。

【诊断依据】

（1）上颌窦后鼻孔息肉：多发于青少年，病因不明，有认为是上颌窦壁囊肿增大所致，主要表现为单侧进行性鼻塞，检查见灰白色光滑茎蒂自中鼻道向后伸展，触查质软并可移动，后鼻镜检查见息肉呈半透明、淡红色或灰白色，位于后鼻孔或鼻咽部；病理检查见组织内较多黏液泡，仅有少量浆细胞浸润；术后一般不易复发。

（2）鼻内翻性乳头状瘤：多见于 40 岁以上，50 ～ 60 岁为高发年龄，男性多于女性，一般为单侧鼻腔发病，主要表现为持续性鼻塞，渐进性加重，伴涕中带血，偶有头痛和嗅觉异常；检查见肿物为红色或灰红色，表面不平，质地较硬，触之易出血；病理可明确诊断。

（3）鼻腔恶性肿瘤：多见于 40 岁以上，50 ～ 60 岁为高发年龄，男性多于女性，主要表现为单侧进行性鼻塞、反复少量鼻出血或血性脓涕且臭，可伴随外鼻变形、面部麻木、剧烈偏头痛、一侧鼻腔内有新生物等表现，活检可明确诊断。

【治疗经过】

完善术前检查，无明显术前禁忌，于全身麻醉下行鼻内镜下右侧上颌窦开放 + 窦内病变清除术，术后给予头孢类抗生素抗感染治疗 1 周，并定期给予鼻腔换药及鼻部用药治疗。

【随访】

笔记

术后随访 1 年，患者诉黄脓涕症状明显缓解，鼻内镜检查见右侧上颌窦窦口开放良好，窦腔黏膜上皮化，无脓性分泌物。

病例分析

上颌窦的下壁由前向后盖过上颌第二双尖牙及上颌磨牙的根尖，有时上颌窦下壁特别低，可及牙根部，或根尖突入上颌窦内，仅有一层薄骨片相隔，甚至这层薄骨片也没有，仅覆以黏膜，使根尖直接位于上颌窦黏膜之下，特别是上颌第一磨牙根尖与上颌窦底最近。若牙疾没有得到及时有效的治疗，或拔牙损伤上颌窦，或病牙未彻底清除，容易导致同侧上颌窦的炎症，即牙源性上颌窦炎，将病程超过 3 个月的称为慢性牙源性上颌窦炎。牙源性上颌窦炎约占全部上颌窦炎的 10%，临床上关于牙源性上颌窦炎的诊断、治疗均具有一定的特殊性，处理不当会造成治疗不彻底、炎症反复发作，给患者带来不必要的心理及经济负担。

（1）诊断标准：患侧上颌窦区疼痛、头部钝痛，多在下午出现或以下午为重等，患者晨起后口内有脓性分泌物，无牙痛病史。鼻部表现为患侧鼻塞、鼻臭、脓性分泌物。CT 表现常见龋蚀、牙根尖位于上颌窦内与上颌窦相通，窦腔内有密度不均的软组织块影，有时可见钙化灶、骨下壁破坏等。

（2）临床表现：有上颌牙痛或伴有牙病治疗不完善病史，伴有面颊部轻度肿胀、麻木。检查牙齿有叩击痛、龋齿或残冠、残根、龈瘘；部分患者可伴有病侧间断性鼻塞，鼻腔有臭的脓性分泌物，有轻度头痛、午后头痛加重等上颌窦炎表现。

（3）治疗方法：对于慢性牙源性上颌窦炎，建议鼻内镜下行经中鼻道上颌窦开放术，充分引流，并请口腔科联合同期或Ⅱ期处理病灶牙。对无法保留的病灶牙予以拔除，并对牙槽窝进行适当的搔刮，清除病变组织，冲洗、缝合封闭牙槽窝，2周后拆除缝线；其他病灶牙Ⅱ期行开髓引流及根管治疗；牙槽漏者则待鼻腔炎症基本消退后Ⅱ期彻底搔刮牙槽窝肉芽组织或已坏死组织，去除部分牙槽窝骨壁，缝合牙龈瓣处理。

（4）疗效判定标准：临床疗效参照内镜鼻窦手术疗效评定标准（以鼻内镜检查为准）。治愈：症状消失，内镜检查窦口开放良好，窦腔黏膜上皮化，无脓性分泌物。好转：症状明显改善，内镜检查见窦腔黏膜部分区域水肿、肥厚或肉芽组织形成，有少量脓性分泌物。无效：症状无改善，内镜检查见术腔粘连，窦口狭窄或闭锁，息肉形成，有脓性分泌物。

（5）合并艾滋病的牙源性上颌窦炎：由于患者存在获得性免疫缺陷，导致牙源性上颌窦炎迁延不愈。依据经验，此类患者在行手术治疗时，应充分评估艾滋病对全身状态的影响，特别是CD4水平。该患者患病初期，CD4水平低下，经感染科积极治疗1年，CD4水平仍上升不理想，但患者手术意愿强烈，在充分告知手术风险及术中、术后的并发症，取得患者及其家属理解后，施行了鼻内镜下上颌窦手术，口腔科Ⅱ期处理病灶牙，经积极术后规范化用药及鼻换药，患者恢复良好，达到治愈水平。

笔记

病例点评

牙源性上颌窦炎患者的治疗为药物和手术的综合治疗，包括治疗牙病（如拔牙、根管治疗、取出上颌窦内的牙根）和治疗上颌窦炎。完整的治疗才能彻底治愈感染，减少并发症和避免复发。对于合并艾滋病的患者，在行治疗时，建议充分评估患者的免疫状态及病毒水平，选择合适的手术时机进行治疗。

参考文献

1. 段洪刚，陈关福．牙源性上颌窦炎．国际耳鼻咽喉头颈外科杂志，2008，32（2）：112-114.
2. 费永光．鼻内镜下上颌窦开窗术治疗慢性牙源性上颌窦炎 32 例临床分析．湖北科技学院学报（医学版），2015，29（5）：417-418.
3. 郝晓霞．牙源性上颌窦炎 25 例临床分析．山西医药杂志，2012，41（7）：710-711.

（邵姗）

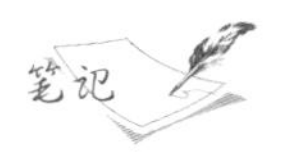

病例 15　真菌性蝶窦炎伴艾滋病

病历摘要

【基本信息】

患者，男，36 岁。主诉“左鼻塞伴头痛 1 年余”收入院。患者于 1 年前出现左侧鼻塞，晨起偶有打喷嚏，无明显流鼻涕，头痛明显，夜间重，影响睡眠，曾就诊于我科门诊，行鼻镜、过敏原检查，诊断“过敏性鼻炎”，使用鼻喷药物及口服药物治疗，症状缓解，患者间断就诊，查鼻窦 CT 提示：左侧蝶窦炎、鼻中隔偏曲。现患者为进一步治疗，门诊以“慢性鼻窦炎、艾滋病”收入院治疗。

既往史：4 年前患获得性免疫缺陷综合征，口服抗病毒药物治疗。对鸡蛋、番茄、加替沙星过敏，过敏症状及严重性不详。

【体格检查】

体温 36.5 ℃，血压 120/80 mmHg，心率 79 次 / 分，呼吸 19 次 / 分。神志清，精神可，肝掌（–），蜘蛛痣（–），全身浅表淋巴结未触及肿大，双肺呼吸音清，未闻及干、湿性啰音，心律齐，未闻及杂音，腹软，无压痛及反跳痛，肝脾肋下未触及，移动性浊音（–），双下肢无水肿。双外耳道畅，未见脓性分泌物，双鼓膜完整，双鼻腔黏膜轻度充血，双下甲肥大，鼻中隔偏曲，鼻腔未见新生物及脓性分泌物，鼻咽部光滑，双侧

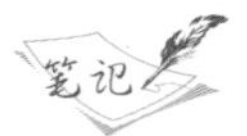

扁桃体不大，会厌光滑，未见明显红肿，双梨状窝光滑，双杓黏膜略充血，双杓及双声带运动可，双声带表面光滑，声门下未见明显异常。

【辅助检查】

WBC 4.73×10^9/L，RBC 6.07×10^{12}/L，Hb 183 g/L，PLT 229×10^9/L，HBsAg（–），丙型肝炎病毒抗体（–），BUV 4.65 mol/L，Cr　82 μmo1/L，GFR 105.59 mL/（min · 1.73 m^2），UA 310.8 μmol/L，ALT 39.5 U/L，AST 29.7 U/L，TP 75.8 g/L。尿特种蛋白：尿转铁蛋白 2.2 mg/L。梅毒血清特异性抗体（–）。$CD4^+$ T 淋巴细胞计数 537.55 个 /μL。HIV 病毒载量：TND。鼻窦 CT 平扫：左侧蝶窦腔内高密度组织影，内有钙化点，窦壁骨质增生；鼻中隔稍向右侧偏曲，左侧下鼻甲肥厚。术后病理：（左侧蝶窦标本 1）被覆假复层纤毛柱状上皮的黏膜，组织慢性炎症；（左侧蝶窦标本 2）送检坏死物内见大量菌丝，部分退变（形态学考虑为曲霉菌可能性大）。

【诊断】

真菌性蝶窦炎；获得性免疫缺陷综合征；鼻中隔偏曲。

【诊断依据】

患者为青年男性，慢性起病，1 年前出现左侧鼻塞，头痛明显，晨起偶有打喷嚏，无明显流鼻涕，4 年前患获得性免疫缺陷综合征，口服药物治疗。查体可见双鼻腔黏膜轻度充血，双下甲肥大，鼻中隔偏曲，鼻窦 CT 提示：左侧蝶窦腔内高密度组织影，内有钙化点，窦壁骨质增生（请结合临床）；鼻中隔稍向右侧偏曲，左侧下鼻甲肥厚。术后病理提示：（左侧蝶

窦标本 1)被覆假复层纤毛柱状上皮的黏膜，组织慢性炎症；(左侧蝶窦标本 2) 送检坏死物内见大量菌丝，部分退变 (形态学考虑为曲霉菌可能性大)。

【治疗经过】

患者入院后完善常规术前检查，未见明显手术禁忌，全身麻醉下行导航鼻内镜下左侧蝶窦开放 + 窦内病变清除术 + 低温等离子下左侧下鼻甲消融术 + 左侧前鼻孔填塞术，术后给予抗感染对症治疗，黏液促排剂口服，鼻腔冲洗治疗，门诊定期清理术腔，患者恢复良好，观察创面愈合良好，患者出院。

【随访】

随访 1 年，患者头痛痊愈，睡眠佳，鼻腔通畅。

病例分析

1. 真菌性鼻窦炎的病因

真菌性鼻窦炎通常是由曲霉菌属感染所致，若患者的机体免疫力明显降低，将会加重其鼻窦感染的症状。另外，一些慢性疾病 (如糖尿病等)、药物 (如皮质激素、抗生素、免疫抑制剂等) 也能引发真菌性鼻窦炎。现代研究表明，免疫功能低下、体内低氧、富糖和低 pH 血症环境等比较适合真菌的生存，在诸多因素的影响下，发生真菌性鼻窦炎的概率将会显著增高。

2. 真菌性鼻窦炎的诊断及鉴别要点

经 CT 检查发现，真菌性鼻窦炎病患的受累腔窦密度明显升高，在腔中存在团块状或线状钙化影，窦壁骨质增生，若为

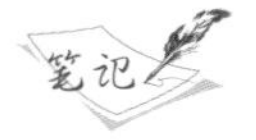

侵袭性则窦壁骨质被破坏或吸收。当磷酸钙大量沉积于已经坏死的真菌丝上时，将会引发高密度钙化影。细菌性鼻窦炎一般累及双侧和多个窦腔，存在气液面，但钙化现象比较少见。真菌性鼻窦炎窦壁通常发生硬化和增生现象，且大部分都伴有骨质破坏或者是吸收的情况，若窦壁存在骨质破坏的情况，且窦腔中存在软组织肿块样影，需将其和恶性肿瘤进行鉴别。

对于真菌性鼻窦炎的软组织影，其具有比较高的局限性，可能表现出浸润性改变的情况，经 CT 检查能够发现存在环状且均匀的致密影，窦腔未扩大，而窦周脂肪则较为清晰。窦腔骨壁内侧壁是窦壁侵蚀的一个重要部位，对于恶性肿瘤病变而言，一般呈现出广泛浸润性生长的特点，且窦腔骨壁受到规范性的破坏，而病变能够经骨质缺损部位向轮廓以外突出。真菌性鼻窦炎具有脓血涕等特点，需要与鼻咽癌相鉴别。

3. 真菌性鼻窦炎的治疗原则

目前手术是临床上治疗真菌性鼻窦炎的一种重要方法，能够通过对鼻窦中的全部真菌团块及病变组织进行彻底清除，同时对窦口进行扩大，维持术后充分的通气和引流，以对真菌生存的环境进行有效的改变，进而达到治疗的目的。因此，对待真菌性鼻窦炎患者应做到早发现、早治疗。

病例点评

该患者为年轻男性，有获得性免疫缺陷综合征病史，由于患者免疫系统缺陷的特殊性，较容易发生真菌或其他特殊病菌的感染，且影像学提示真菌感染可能性大，因此临床上治疗时

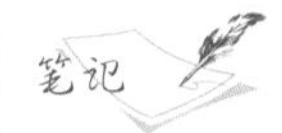

应尽量避免鼻喷激素的使用，因为长期使用鼻喷激素可能会导致真菌的繁殖和扩散。另外，真菌性蝶窦炎病灶隐匿，多因为头痛就诊，影像学检查可以发现病灶，手术后头痛治愈，所以一旦怀疑真菌性鼻窦炎的可能，应尽快手术治疗除去病变，同时患者增强自身体质对疾病的治疗和控制也有一定帮助。

参考文献

1. 时光刚，时蕾，张志玉，等. 侵袭型真菌性鼻 – 鼻窦炎 14 例诊断和治疗临床分析. 中华耳鼻咽喉头颈外科杂志，2016，51（8）：561-567.
2. 姜凯，饶立. 真菌性鼻窦炎诊断及治疗进展. 医药前沿，2019，9（2）：9.

（孟凯）

病例 16　扁桃体梅毒

病历摘要

【基本信息】

患者，男，23 岁。主诉“吞咽异物感 1 个月”收入院。患者于 1 个月前无明显诱因出现吞咽异物感，10 天后出现吞咽疼痛，右侧为著，后发展为双侧吞咽疼痛，咽口水时明显，于当地涂抹药粉（具体不详）治疗时发现双侧扁桃体有白色肿物，遂于宁海县某医院就诊，未明确诊断，后转于北京某医院就诊，考虑“慢性扁桃体炎”，拟行手术切除扁桃体，术前检查发现梅毒血清特异性抗体（+），考虑扁桃体病变可能与梅毒感染有关，遂转入我院耳鼻咽喉头颈外科进一步诊治。

既往史：22 年前因动脉导管未闭，行手术治疗，当时有输血史，否认高血压、糖尿病、心脏病，否认其他非传染性疾病，否认外伤史，否认过敏史，有吸烟史，否认饮酒史，否认冶游史，否认不洁性生活史。

【体格检查】

体温 36.1 ℃，血压 120/80 mmHg，心率 76 次 / 分，呼吸 19 次 / 分。神志清，精神好，全身浅表淋巴结未触及肿大，皮肤、巩膜无黄染，双肺呼吸音清，未闻及干、湿性啰音，心律齐，未闻及杂音，腹软，无压痛及反跳痛，双下肢无水肿。双侧扁桃体Ⅱ度大，略呈结节样增生，表面厚假膜附着、色白、

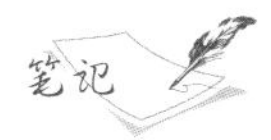

与实质部分粘连紧密、不易剥离，触之疼痛，咽部黏膜充血，咽后壁淋巴滤泡增生，鼻中隔居中，双侧鼻腔黏膜干燥，双下甲肥大，双鼓膜完整、标志清。

【辅助检查】

梅毒血清特异性抗体（+），快速梅毒血清反应素试验1∶64（+）。

【诊断】

扁桃体肿物；梅毒。

【诊断依据】

患者于1个月前无明显诱因出现吞咽异物感，10天后出现吞咽疼痛，右侧为著，后发展为双侧吞咽疼痛。梅毒血清特异性抗体（+），快速梅毒血清反应素试验1∶64（+）。查体：双侧扁桃体Ⅱ度大，略呈结节样增生，表面覆盖厚白色假膜，与实质部分粘连紧密、不易剥离，触之疼痛。

【治疗经过】

完善梅毒血清学检查，经性病艾滋病门诊会诊，认为扁桃体病变与梅毒感染相关，诊断为梅毒（Ⅱ期），遂行驱梅治疗，因长效青霉素皮试（+），改用口服多西环素0.1 g，每日2次，疗程2周。患者治疗2天后，诉咽痛减轻。

专科查体：咽部黏膜慢性充血如前，咽后壁少量淋巴滤泡增生，双侧扁桃体白色假膜较前减少，扁桃体黏膜略充血，隐窝未见异常分泌物。治疗5天后患者诉咽痛症状基本消失，一般情况良好。咽部黏膜无明显充血，双侧扁桃体假膜消失，扁桃体黏膜无充血，隐窝未见异常分泌物。患者于治疗第6天出

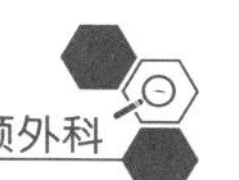

院，出院后继续口服多西环素治疗直至达 2 周疗程。

【随访】

随访半年，未见复发。

病例分析

1. 扁桃体肿大的常见病因

（1）扁桃体炎：慢性扁桃体炎，临床表现主要为反复发作咽痛、发热，查体可见双侧扁桃体肿大，表面光滑，隐窝欠清洁，扁桃体及腭弓呈慢性充血状，发作时予抗生素治疗有效。化脓性扁桃体炎，临床表现主要为扁桃体肿大伴剧烈咽痛，多伴有发热、畏寒，扁桃体充血肿大，表面可有大量脓性分泌物形成灰白色假膜，但易拭除，该患者假膜粘连紧密，不易剥离。

（2）咽白喉：为白喉杆菌引起的急性传染病，以咽部黏膜形成灰白色假膜及白喉外毒素所致的全身毒血症为主要特征。患者一般有白喉接触史，主要表现为咽痛、发热，扁桃体表现灰白色或乳白色片状假膜，应予以鉴别，但该患者否认白喉接触史，且梅毒血清学检查阳性，故不考虑。

（3）扁桃体乳头状瘤：其临床表现主要为单侧扁桃体肿物进行性增大，初期多无明显临床表现，肿物增大可引起咽异物感，肿物随吞咽上下运动。查体可见扁桃体表面新生物，乳头状或桑葚状，表面光滑界限清楚，无异常分泌物或破溃，确诊需依赖病理学检查。本患者为双侧扁桃体附着白色厚假膜，临床表现上不支持。

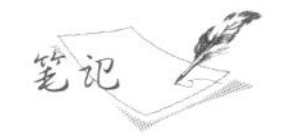

（4）扁桃体恶性肿瘤：其临床表现主要为单侧扁桃体肿物进行性增大，进展较快，伴或不伴有疼痛，晚期可出现张口受限，张口困难，吞咽困难，可有咳痰带血或呕血。查体可见单侧扁桃体新生物，表面欠光滑，有溃疡或破溃出血，界限欠清楚。确诊需依赖病理学检查。

2. 扁桃体梅毒的临床特征

梅毒是由梅毒螺旋体引起的慢性、系统性性传播疾病，主要通过性接触和血液传播。根据发展过程可分为Ⅰ、Ⅱ、Ⅲ期梅毒。耳鼻喉科梅毒中以咽梅毒为好发，可能的感染途径有：直接接触，生殖器梅毒的血源播散，梅毒患者输血传播。

咽梅毒多为Ⅱ期梅毒，患者多无明显症状，可有轻度咽痛、咽异物感等，出现白色圆形、椭圆形黏膜斑是Ⅱ期梅毒的特征，好发于扁桃体、软腭、舌腭弓、悬雍垂等部位，病变一般波及双侧扁桃体，整个扁桃体表面覆盖白色假膜，可超过扁桃体范围，周围组织炎症反应不严重。如临床缺乏相关经验，易误诊为慢性咽炎、扁桃体炎及溃疡等，该患者起初在外院以“慢性扁桃体炎”诊治，并拟行扁桃体切除手术治疗，后因梅毒阳性转入我院，经我院性病与艾滋病门诊会诊，确诊为Ⅱ期扁桃体梅毒，最终得以规范治疗。

3. 扁桃体梅毒的诊断

主要根据患者的病史、症状、体征及梅毒血清学检查，明确诊断要注意以下几点：①扁桃体白色假膜或溃疡，不易拭去，表面不光滑；②有不洁性交史；③梅毒血清特异性抗体及快速梅毒血清反应素试验（+）。

4. 扁桃体梅毒的治疗

首选青霉素治疗，对青霉素过敏者可选用头孢曲松钠、四环素类（如多西环素）和红霉素类药物，也可取得理想疗效。该病例因青霉素皮试阳性，故选用多西环素治疗。梅毒的治疗原则是治疗及时、剂量足够、疗程正规、注意随访，同时对其性伴侣也应及时检查和治疗。

病例点评

发生于扁桃体的梅毒病变较罕见，临床医生对此认识也不足。此例患者以吞咽异物感、咽痛为主要临床表现，虽然扁桃体肿大且表面有一层白色假膜，但由于临床医生对该病无足够的认识，容易考虑为一般的扁桃体炎症或扁桃体肿物，应避免先入为主，造成漏诊误诊。此外，对于明确诊断的病例，要规则足量治疗，对患者的性伴侣也应同时治疗。

参考文献

1. 卢湘云，孙伟忠，赖余胜，谭宇飞.2010 — 2014 年 100 例咽部梅毒的临床分析 . 中国性科学，2015，（5）：44-46.
2. 侯义亮，王新国，王振征 . 口咽及扁桃体原发性梅毒六例 . 中国麻风皮肤病杂志，2016，32（12）：730-732.
3. 张幼芬，连姬，于丹，等 . 咽喉部梅毒三例 . 山东大学耳鼻喉眼学报，2016，30（6）：107-108.

（江玲燕）

病例 17　慢性扁桃体炎伴艾滋病

病历摘要

【基本信息】

患者，男，30 岁。主诉“反复咽痛 2 年”收入院。患者于 2 年前着凉后出现咽痛，伴发热、食欲下降等，经静脉输液抗感染治疗后症状缓解。此后每年劳累、受凉或感冒后发作，一年 3 ～ 5 次。

既往史：3 年前诊断获得性免疫缺陷综合征，持续抗病毒治疗，最后一次复查 $CD4^{+}$ T 淋巴细胞 860 个 /μL。无风湿性关节炎，否认肝炎及肾炎，否认自身免疫疾病。否认肿瘤家族史。否认长期大量饮酒史，否认过敏史。

【体格检查】

一般查体：体温 36.8 ℃，血压 113/71 mmHg，心率 80 次 / 分，呼吸 18 次 / 分。神志清，精神可，肝掌（–），蜘蛛痣（–），全身浅表淋巴结未触及肿大，面色晦暗，全身皮肤无色素沉着，皮肤、巩膜无黄染，双肺呼吸音清，未闻及干、湿性啰音，心律齐，未闻及杂音，腹软，无压痛及反跳痛，双下肢无水肿。

专科查体：外鼻无畸形，鼻中隔大致居中，双下甲不大，双侧中鼻道未见新生物及脓性分泌物，鼻咽部光滑、对称，标志清楚。咽部慢性充血，牙龈无红肿，双侧扁桃体Ⅱ度大，表面凹凸不平，扁桃体与腭舌弓粘连，隐窝口散在黄白色点状物，易拭去。双侧下颌角淋巴结肿大，无压痛。

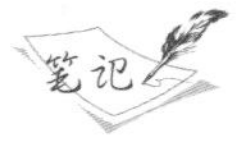

【辅助检查】

电子鼻咽喉镜：咽部慢性充血，牙龈无红肿，双侧扁桃体Ⅱ度大，表面凹凸不平，扁桃体与腭舌弓粘连，隐窝口散在黄白色点状物，易拭去。会厌、杓会厌襞形态正常，双侧声带光滑，无明显充血，活动正常。

血常规、红细胞沉降率和C反应蛋白正常，扁桃体激发试验（+），胸部X线片、心电图正常。尿常规示尿红细胞（–），白细胞（–），蛋白（–），凝血功能正常。

【诊断】

慢性扁桃体炎；获得性免疫缺陷综合征。

【诊断依据】

患者为青年男性，主因“反复咽痛2年”收入院。既往发现获得性疫缺陷综合征3年，抗病毒治疗效果可。查体：咽部慢性充血，牙龈无红肿，双侧扁桃体Ⅱ度大，表面凹凸不平，扁桃体与腭舌弓粘连，隐窝口散在黄白色点状物，易拭去。双侧下颌角淋巴结肿大，无压痛。

电子鼻咽喉镜：咽部慢性充血，牙龈无红肿，双侧扁桃体Ⅱ度大，表面凹凸不平，扁桃体与腭舌弓粘连，隐窝口散在黄白色点状物，易拭去。会厌、杓会厌襞形态正常，双侧声带光滑，无明显充血，活动正常。诊断考虑慢性扁桃体炎，获得性免疫缺陷综合征。

【治疗经过】

低盐低脂饮食，全身麻醉下双侧扁桃体切除术。

病例分析

1. 患者咽痛的性质、程度和频率对诊治方案的提示

根据患者慢性扁桃体炎出现急性发作，出现咽痛的程度较为剧烈，常为持续性；结合咽部检查发现咽部慢性充血，牙龈无红肿，双侧扁桃体Ⅱ度大，表面凹凸不平，扁桃体与腭舌弓粘连，隐窝口散在黄白色点状物，易拭去。1 年急性发作超过 2 次以上，即可以考虑手术。

2. 慢性扁桃体炎手术治疗原则和目的

为治愈慢性扁桃体炎，预防并发症，需要手术治疗，彻底清除病灶。基于慢性扁桃体炎是感染－变应性状态的观点，对该病的治疗不应仅局限于抗感染或手术切除，还可以选择免疫疗法或抗敏等措施；或服用维生素 C、鱼肝油及其他强壮剂；或行扁桃体隐窝的吸引和注洗法、深度 X 线照射法等。

3. 预防慢性扁桃体炎

预防链球菌感染：注意居住环境对急性扁桃体炎的彻底治愈。

4. 外科手术治疗的术后并发症

（1）咽部并发症

1）出血：分为原发性出血及继发性出血两种。前者发生于术后 24 小时内，多因术中止血不彻底，或肾上腺素的后续作用所致；后者多发生于术后第 6 ～ 8 天，多因伤口感染，侵及创面血管所致。处理：清除创口中凝血块，详细检查出血点，用棉球或纱布球浸润 3% 过氧化氢溶液，1% ～ 2% 麻黄碱或 1‰肾上腺素压迫止血。若出血来自小血管，应行结扎。激

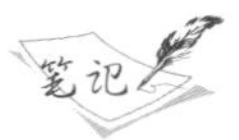

发感染引起的出血，最好只取出创口中的凝血块，并给予 1% 过氧化氢溶液含漱，及时应用抗生素及凝血治疗。

2）创口感染：表现为创口表面有厚层污秽分泌物附着，创面肿胀呈紫红色。腭咽弓、腭舌弓及悬雍垂红肿；局部剧痛，并引起耳内放射性疼痛，间有发热及全身不适。下颌角处常伴肿胀和触痛。处理：勤用漱口水含漱，多饮温热饮料，注意口腔和咽部卫生。加强抗生素治疗。辅以 B 族维生素、维生素 C 口服，严防继发性出血。

3）创面瘢痕形成：手术时尽量避免损伤周围组织，术后鼓励患者早期做咀嚼、吞咽及张口等动作，是预防的重要措施。

（2）颈部并发症：颈深部感染、颈淋巴结炎及皮下气肿等，后者发生时，应嘱患者尽量不做吞咽动作。

（3）耳部并发症：术后许多患者可发生放射性耳痛。疼痛过分剧烈者，常为创口有继发感染之症。偶有因咽鼓管发生感染而导致急性中耳炎者。

（4）肺部并发症：吸入性肺炎、肺脓肿、肺不张、下呼吸道异物，现均少见。

（5）颅内并发症：极少见。

（6）全身并发症：①发热；②脓毒症，现已少见；③病灶性疾病急性发作，术前应用抗生素对此种情况的应对极为重要。

病例点评

该例患者入院确诊慢性扁桃体炎、获得性免疫缺陷综合

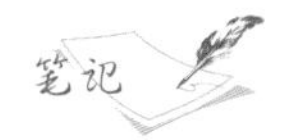

征，其手术治疗主要目的是去除病灶，防止出现并发症。手术治疗的并发症主要是出血、感染及肺部并发症。术中彻底止血，术后 1 ～ 2 天嘱患者冷流食，待伤口局部恢复后再由软流食过渡到正常饮食。若术后 3 天体温突然升高或术后体温一直持续在 38.5 ℃以上，同时伴有咽痛加剧、下颌角淋巴结肿大，应及时应用抗生素治疗。

参考文献

1. 林果为，王吉耀，葛均波 . 实用耳鼻咽喉头颈外科学 . 2 版 . 北京：人民卫生出版社，2008：322-331.

（董佳佳）

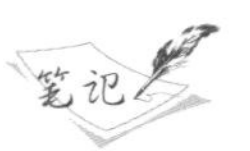

病例 18　艾滋病喉卡波西肉瘤

病历摘要

【基本信息】

患者，男，35 岁。主诉“声嘶，咽喉异物感 3 周”收入院。患者于 3 周前突然出现声嘶，症状时轻时重，说话过多过大时加重，并伴有咽喉异物感，无吞咽困难，无明显咽喉疼痛，曾去当地社区医院就诊，诊断为“扁桃体炎”，先后予以口服头孢类、阿奇霉素，静脉滴注头孢类抗生素（具体不详）治疗约 1 周，症状无明显改善，1 天前感觉憋气，来我院就诊，行纤维喉镜检查，发现“喉肿物”，遂收入院。

既往史：2 年前患获得性免疫缺陷综合征，规律抗病毒治疗中，病情稳定。5 年前患梅毒，病情稳定。否认高血压、糖尿病、心脏病等慢性疾病史，否认其他传染性疾病史，否认外伤史，否认手术史。有性病史。曾有长效青霉素皮试阳性。

【体格检查】

体温 37.1 ℃，血压 120/80 mmHg，心率 80 次 / 分，呼吸 19 次 / 分。神志清，精神可，全身浅表淋巴结未触及肿大，皮肤、巩膜无黄染，双肺呼吸音清，未闻及干、湿性啰音，心律齐，未闻及杂音，腹软，无压痛及反跳痛，双下肢无水肿。双外耳道通畅，鼓膜完整，双鼻腔通畅，鼻中隔居中，鼻咽部光

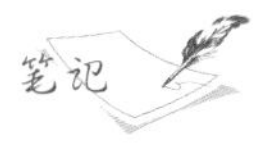

滑，双侧扁桃体约Ⅰ度大，表面略充血，咽后壁充血，散在淋巴滤泡增生，会厌光滑，声门上喉部可见一带蒂新生物，表面较光滑，呈暗红色，局部白色假膜覆盖，可随呼吸上下活动，遮住大部分声门，声门窥不清。

【辅助检查】

入院化验：$CD4^+$ T淋巴细胞计数330个/μL，快速梅毒血清反应素试验1∶4，梅毒血清特异性抗体（+）。喉部增强MRI：喉前庭后壁可见一个结节，大小21 mm×9 mm，T_1等信号，T_2不均匀稍高信号，凸向喉腔，边缘较光滑，增强扫描可见不均匀强化，相应后壁黏膜轻度增厚，喉咽部、会厌软骨及声门下区未见明显异常，颈部未见明显肿大及异常强化淋巴结影。纤维喉镜：声门上喉部可见一带蒂新生物，表面较光滑，呈暗红色，局部白色假膜覆盖，可随呼吸上下活动，遮住大部分声门，声门窥不清（图18-1）。

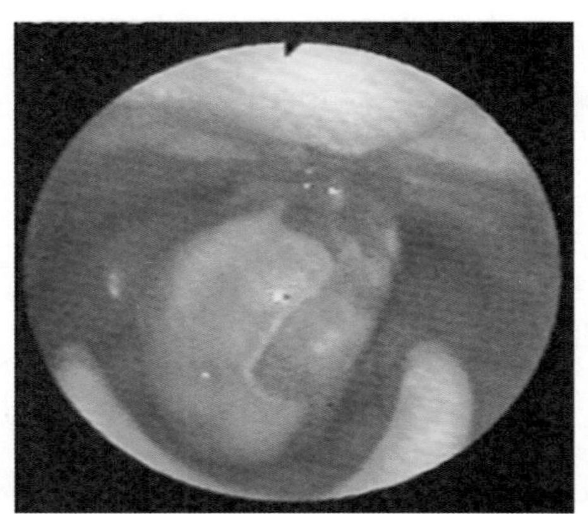

图18-1　纤维喉镜检查

【诊断】

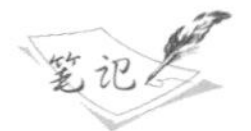

喉肿物，梅毒，获得性免疫缺陷综合征。

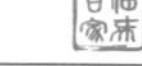

【诊断依据】

患者为青年男性，声嘶，咽喉异物感 3 周，既往获得性免疫缺陷综合征 2 年；梅毒 5 年。纤维喉镜：声门上喉部可见一带蒂新生物，表面较光滑，呈暗红色，局部白色假膜覆盖，可随呼吸上下活动，遮住大部分声门，声门窥不清。喉部增强 MRI：喉前庭后壁可见一个结节，大小 21 mm × 9 mm，T_1 等信号，T_2 不均匀稍高信号，凸向喉腔，边缘较光滑，增强扫描可见不均匀强化，相应后壁黏膜轻度增厚，喉咽部、会厌软骨及声门下区未见明显异常，颈部未见明显肿大及异常强化淋巴结影。

【治疗经过】

完善术前检查，明确无手术禁忌后，于全身麻醉下行支撑喉镜下喉肿物切除术。术中见声门上喉口后方 2.5 cm × 2 cm 的肾形肿物，表面较光滑、暗红色，可见血管纹，有白色假膜，肿物根基部有两个细蒂位于双侧杓状软骨上后部，术中完整切除该肿物，肉眼见肿物包膜完整，局部覆盖白色假膜，触之质韧（图 18-2，图 18-3）。

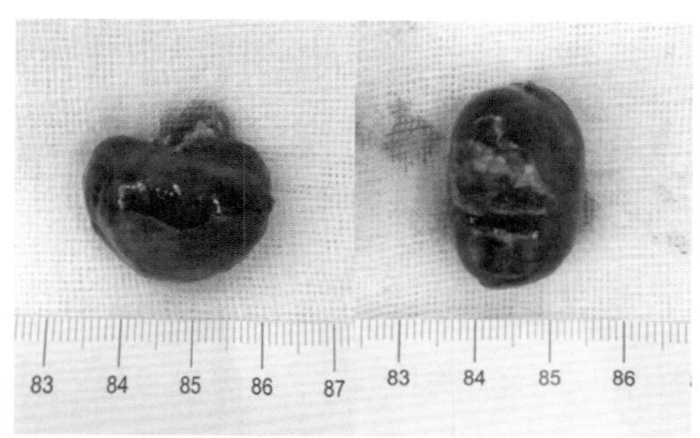

图 18-2　肿物术后大体标本

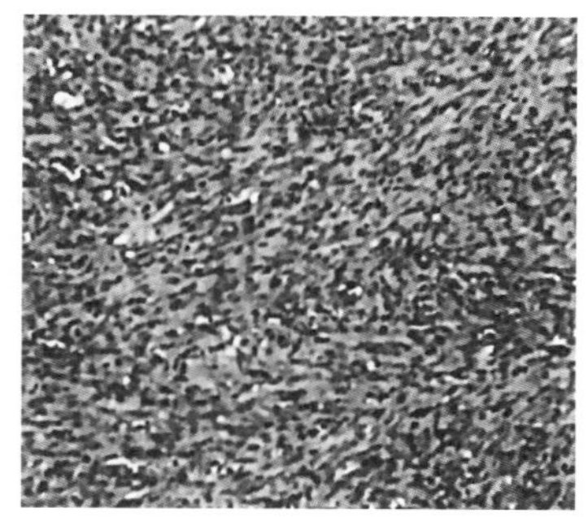

图 18-3　符合卡波西肉瘤的术后病理检查

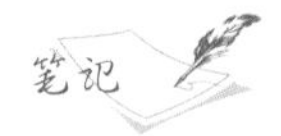

【随访】

术后继续抗病毒治疗，随访 1 年半，$CD4^+$ T 淋巴细胞 330 ～ 669 个 /μL，肿瘤未见复发。

病例分析

1. 喉部肿物的常见疾病

（1）咽喉部血管瘤：该病因肿物大小不同临床表现严重程度不同，肿瘤较小者可无症状或间断咳痰带血或咯血、呕血，肿瘤较大血供丰富者可造成失血性休克、窒息危及生命。查体可见咽喉部黏膜表面蔓状隆起的血管丛或局限性肿物，多暗红色。肿瘤可进行性增大，CT、DSA 可进一步明确诊断及辅助治疗。

（2）咽喉部乳头状瘤：临床表现主要为咽喉部新生物，单发或多发，乳头状，颜色淡红，表面乳头或颗粒状，触之不易出血，该病多与乳头状病毒感染有关。该患者喉部为有蒂的肿物，症状表现上不支持此病，确诊需病理学诊断。

（3）下咽癌：临床表现主要为进行性增大肿物，表面出现破溃、出血、坏死。患者有异物感、疼痛感，伴随颈部淋巴结转移可触及颈部肿大淋巴结，病理可进一步鉴别诊断。

2. HIV 感染与卡波西肉瘤的关系

卡波西肉瘤是艾滋病患者最常见的机会性肿瘤之一，发生于艾滋病患者时，称为艾滋病相关卡波西肉瘤，可见于 HIV 感染的任何阶段，目前认为其发病机制与 HIV 感染导致的自身免疫系统缺陷有关，且 $CD4^+$ T 淋巴细胞计数值越低发病可能

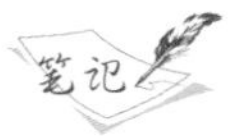

性越高。本例患者虽在确诊时已经进行抗病毒治疗，CD4^{+} T 淋巴细胞计数 330 个 /μL，但该患者抗病毒治疗前曾一度出现过 CD4^{+} T 淋巴细胞计数低于 100 个 /μL 的情况，经过手术切除肿瘤，术后继续抗病毒治疗，CD4^{+} T 淋巴细胞计数逐渐升至 669 个 /μL，随着 CD4^{+} T 淋巴细胞计数升高，机体免疫功能得到重建，随访 1.5 年未见肿瘤复发，考虑该患者卡波西肉瘤的发生、发展与机体免疫状态是密切相关的。

病例点评

发生于喉部的卡波西肉瘤较罕见，临床医生往往因缺乏相关经验而容易误诊、漏诊，对待发生在艾滋病患者身上的新生肿物时，临床医生都应考虑到与 HIV 感染相关的肿瘤，当然最终的确诊需依赖组织病理学检查。艾滋病相关卡波西肉瘤的治疗目前尚无统一规范，临床上应考虑多种因素，如肿瘤部位、病变范围、相关症状及全身免疫状态等。本例患者经手术切除肿瘤后，继续抗病毒治疗，CD4^{+} T 淋巴细胞计数由 330 个 /μL 升至 669 个 /μL，随访一年半未见复发。因此认为对于局限性卡波西肉瘤患者采用局部手术切除病灶同时行抗病毒治疗是一种有效的治疗手段。

参考文献

1. 张卓彦 . 艾滋病合并卡波西肉瘤的诊断与治疗 . 中国药物与临床，2019，19（3）：388-389.
2. 阮光靖 . 艾滋病相关卡波西肉瘤的临床表现和治疗及疗效分析 . 当代医学，

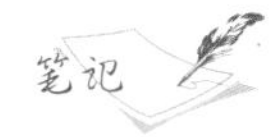

2016，22（27）：49-49，50.

3. 余平子，林舒，李伟泽，等. 艾滋病相关型卡波西肉瘤 1 例. 世界临床医学，2017，11（21）：198-199.

（鲍诗平）

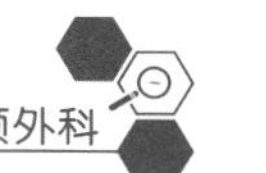

病例 19　喉癌伴艾滋病

病历摘要

【基本信息】

患者，男，72 岁。主诉“声嘶、胸闷憋气 5 年”收入院。患者于 5 年前感冒后自觉咽部不适，无声音嘶哑，未予治疗，后出现声音嘶哑并逐渐加重，曾就诊于张家口当地医院，给予“小金丸”口服治疗，无好转，后行喉镜检查，诊断为“声带增厚”，建议手术治疗，患者未同意。3 年前就诊于北京某医院，行血液化验及喉镜检查，诊断“声带增厚，右侧声带活动弱，获得性免疫缺陷综合征”，建议行喉部 CT 检查，患者未继续行进一步检查，并回当地进行获得性免疫缺陷综合征治疗。半年前出现胸闷憋气，且逐渐加重，咳嗽费力，无咯血。遂就诊于我科门诊，行喉镜检查提示右声带固定，门诊以“喉肿物，获得性免疫缺陷综合征”收入院进一步治疗。

既往史：3 年前于北京某医院诊断为获得性免疫缺陷综合征，后于当地医院口服抗病毒药物治疗。否认高血压、糖尿病、冠心病等疾病史。否认食物药物过敏史。否认外伤、手术史。有吸烟史，吸烟 50 年，日均吸烟 20 支，已戒烟 6 个月。

【体格检查】

体温 36.7 ℃，血压 110/80 mmHg，心率 80 次 / 分，呼吸 19 次 / 分。神志清，精神可，肝掌（–），蜘蛛痣（–），全身浅

表淋巴结未触及肿大，双肺呼吸音清，未闻及干、湿性啰音，心律齐，未闻及杂音，腹软，无压痛及反跳痛，肝脾肋下未触及，移动性浊音（–），双下肢无水肿。双外耳道畅，未见异常分泌物；鼻黏膜干燥，双侧下鼻甲不大，鼻中隔大致居中，鼻腔内未见新生物及异常分泌物，鼻咽部光滑，舌根淋巴组织增生，右杓固定，右侧室带及喉室可见表面不光滑、有溃疡、形状不规则新生物，界限不清。肿物累及右侧室带全长至右杓、右劈裂，右侧声带不可及。左杓活动可，左侧室带对应部分可见局部隆起，表面溃疡，左侧声带部分掩蔽，前联合不可窥及。

【辅助检查】

入院前颈部 CT 平扫：右侧室带 – 声带占位，请结合喉镜检查；甲状腺密度不均匀，建议超声检查。胸部 CT：右肺上叶支气管扩张伴感染；右上肺陈旧性病变；双侧胸膜增厚伴钙化。纤维喉镜（外院）：双侧室带充血，声带增厚，双侧声带表面少许假膜，右侧声带活动似有减弱，双侧劈裂及梨状窝未见明显异常。纤维喉镜（我院）：双侧室带增生，表面黏膜不光滑，右侧劈裂固定，左侧劈裂轻微活动，声带视不良，双侧梨状窝黏膜光滑。

入院后化验检查结果如下。血生化Ⅰ：BUV 9.51 mmol/L，Cr 118.6 μmol/L，GFR 52.86 mL/（min·1.73 m^2），UA 383.7 μmol/L，葡萄糖 4.63 mmol/L。肝功能：ALT 10.2 U/L，AST 17.5 U/L，TBiL 6.9 μmol/L，DBiL 2.8 μmol/L。全血细胞分析：WBC 4.27 × 10^9/L，RBC 3.51 × 10^{12}/L，Hb 121 g/L，PLT 157 × 10^9/L。$CD4^+$ T 淋巴细胞计数 352 个 /μL。肿瘤标

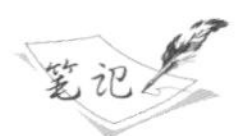

志物：糖链抗原 72-4 0.944 U/mL，神经元特异性烯醇化酶 16.97 ng/mL，血清骨胶素（非小细胞肺癌相关抗原 21-1）5.99 ng/mL。HIV 病毒载量＜ 40 copies/mL。尿特种蛋白（2018 年 5 月 30 日）：尿 α_1- 微球蛋白 20.8 mg/L，尿 β_2- 微球蛋白 10.8 mg/L。颈部磁共振成像：双侧室带 – 声带增厚，右侧显著，请结合喉镜检查；甲状腺增大，左叶结节。肾上腺彩超检查：双侧肾上腺区未见明确占位性病变。肝胆脾胰双肾彩超检查：胆囊肿大，胆囊结石，右肾囊肿（多发），目前未探及腹水。颈部淋巴结彩超检查：双侧颌下腺旁低回声结节（左侧多发），考虑为淋巴结。甲状腺彩超检查：甲状腺体积增大甲状腺弥漫性病变表现，甲状腺内多发低回声结节性质待定。病理检查诊断结果：（左侧）高级别鳞状上皮乳头状瘤；（右侧）高级别鳞状上皮乳头状瘤（原位癌），局灶可疑微浸润。免疫组化：P16（–），Ki67（阳性细胞达全层），CK5/6（+），P63（+）。

【诊断】

喉鳞状细胞癌；二度呼吸困难；获得性免疫缺陷综合征；干燥性鼻炎；慢性咽喉炎；肺炎；支气管扩张症；胆囊结石；肾囊肿（右）；甲状腺结节。

【诊断依据】

患者为老年男性，慢性起病，声嘶、胸闷憋气为主要症状，纤维喉镜提示双侧室带增生，表面黏膜不光滑，右侧劈裂固定，左侧劈裂轻微活动，声带视不良，双侧梨状窝黏膜光滑。3 年前于北京某医院诊断为获得性免疫缺陷综合征，后于当地医院口服抗病毒药物治疗。查体提示鼻黏膜干燥，双侧下鼻甲不大，鼻中隔大致居中，鼻腔内未见新生物及异常分泌

物，鼻咽部光滑，舌根淋巴组织增生，右杓固定，右室带及喉室可见表面不光滑、有溃疡、形状不规则新生物，界限不清。肿物累及右室带全长至右杓、右劈裂，右声带不可及。左杓活动可，左侧室带对应部分可见局部隆起，表面溃疡，左侧声带部分掩蔽，前联合不可窥及。胸部 CT：右肺上叶支气管扩张伴感染；右上肺陈旧性病变；双侧胸膜增厚伴钙化。肝胆脾胰双肾彩超检查：胆囊肿大胆囊结石右肾囊肿（多发）。甲状腺彩超检查：甲状腺体积增大，甲状腺弥漫性病变表现，甲状腺内多发低回声结节性质待定。

【治疗经过】

入院后完善体格检查，明确无手术禁忌证后在全身麻醉下行电视支撑喉镜下显微镜下低温等离子刀喉肿物大部分切除术，术后患者症状改善明显，呼吸困难减轻，无异常并发症发生。术后患者创面愈合良好，声音仍有嘶哑，但较前缓解，呼吸困难明显改善，出院前复查纤维喉镜提示：声门区手术创面假膜形成，声门裂较前明显扩大，右构及右侧声带固定，左构及左侧声带活动度差。嘱患者外院会诊病理结果，必要时进一步行放射治疗。

【随访】

患者出院后于外院行病理切片会诊，提示为鳞状细胞癌，中分化。后行放射治疗 30 次，靶向治疗 6 次，患者目前仍存在声嘶，无呼吸困难。

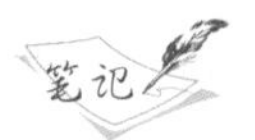

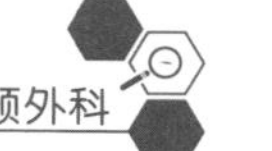

病例分析

喉癌是耳鼻咽喉科常见的恶性肿瘤，严重危害人类健康。如果不能早期诊断或者治疗方法选择不适当，就会危害患者的生命或者严重损伤喉的功能。喉癌可分为声门上型、声门型、声门下型、跨声门型。本病例中患者被诊断为声门型喉癌。声门型喉癌是一种常见、高发性喉癌类型，其病理类型常表现为鳞癌，病因仍未明确，多认为是多种因素共同作用引起，如病毒感染、吸烟、放射线、空气污染及饮酒等。研究显示，声门型喉癌患者早期存在显著的持续性声嘶等相关症状，加上声带处淋巴管较少，所以早期出现颈部淋巴结转移的风险较低，多数患者入院后经检查确诊为早期声门型喉癌。目前，临床治疗早期声门型喉癌经单纯放疗、手术疗法均能取得良好的效果，而放化疗联合治疗早期声门型喉癌获得的效果逐渐引起临床关注。

病例点评

患者为老年男性，有长期吸烟病史，5 年前出现咽部不适感，且 3 年前喉镜检查提示右侧声带活动度降低，应警惕喉癌可能，尽早治疗。患者入我科时已出现呼吸困难，喉肿物性质无法确定，手术切除肿物并留送病理确诊为“高级别鳞状上皮乳头状瘤（原位癌）”，外院病理会诊为“鳞状细胞癌”，故患者后续行放射治疗。

参考文献

1. 杜强，季文樾，关超，等.手术切除治疗喉癌的预后分析.中华肿瘤杂志，2006，28（3）：211-213.
2. 林海容，龚正鹏.早期声门型喉癌微创治疗的研究进展.医学综述，2016，22（13）：2551-2554.
3. 王静，李振东，黄冬宁.根治手术与放疗辅助常规化疗对早期声门型喉癌局部控制率、生存率及并发症的影响.实用癌症杂志，2017，32（6）：1021-1023，1027.
4. STATHOPOULOU M G，AKBAR S，OSTER T，et a1.Effect of LSR polymorphism on blood lipid levels and age-specific epistatic interaction with the APOE common polymorphism. Clinical genetic，2018，93（4）：846-852.
5. 杜镭，马林，冯林春，等.195 例声门型喉癌放疗近期生存分析.解放军医学院学报，2014，35（12）：1209-1213.

（杨琳）

病例 20　声带息肉伴艾滋病

病历摘要

【基本信息】

患者，男，55 岁。主诉“声音嘶哑 20 年”收入院。患者于 20 年前出现间断声音嘶哑，着急上火后明显，无咳嗽、咳痰、痰中带血，未给予特殊治疗。近 5 年声音嘶哑呈持续性，吸烟或大量饮酒后症状加重，出现失声，间断于当地医院行雾化吸入治疗，症状略缓解。

既往史：平时健康状况良好，8 年前患获得性免疫缺陷综合征，规律服用抗病毒药物治疗，目前病情平稳，$CD4^+$ T 淋巴细胞计数 511 个 /μL，否认心脑血管病史，否认肿瘤家族史。吸烟 30 年，每日 20 支，饮酒史 30 年，否认过敏史。

【体格检查】

体温 37 ℃，血压 125/70 mmHg，心率 71 次 / 分，呼吸 19 次 / 分。神志清，精神可，肝掌（–），蜘蛛痣（–），全身浅表淋巴结未触及肿大，皮肤色泽正常，体型肥胖，皮肤、巩膜无黄染，双肺呼吸音清，未闻及干、湿性啰音，心律齐，未闻及杂音，腹软，无压痛及反跳痛。专科查体：咽部黏膜慢性充血，咽后壁淋巴滤泡增生，双侧扁桃体Ⅱ度大，无充血，舌根淋巴组织增生明显，会厌形态正常，抬举良好，右侧声带前中部可见类圆形新生物，色暗红，约绿豆大小，表面有假膜附

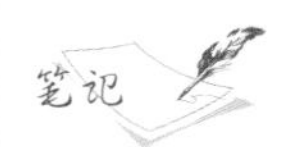

着，与之对应位置的左侧声带黏膜可见米粒状小突起，双侧声带活动对称，闭合差，双侧梨状窝未见明显异常。

【辅助检查】

喉镜：鼻咽部黏膜光滑，未见异常新生物；舌根淋巴组织增生明显，可见扁桃体下极，会厌形态正常，抬举良好，右侧声带前中部可见类圆形新生物，色暗红，约绿豆大小，表面有假膜附着，与之对应位置的左侧声带黏膜可见米粒状小突起，双侧声带活动对称，闭合差，双侧梨状窝未见明显异常。

颈部淋巴结超声：双颈部未见异常肿大淋巴结。

【诊断】

声带肿物；获得性免疫缺陷综合征。

【诊断依据】

患者于20年前出现间断声音嘶哑，着急上火后明显，无咳嗽、咳痰、痰中带血，未予特殊治疗。近5年声音嘶哑呈持续性，吸烟大量饮酒后症状加重，出现失声。喉镜：鼻咽部黏膜光滑，未见异常新生物；舌根淋巴组织增生明显，可见扁桃体下极，会厌形态正常，抬举良好，右侧声带前中部可见类圆形新生物，色暗红，约绿豆大小，表面有假膜附着，与之对应位置的左侧声带黏膜可见米粒状小突起，双侧声带活动对称，闭合差，双侧梨状窝未见明显异常。

【治疗经过】

术前给予吸入用布地奈德混悬剂雾化吸入治疗，在全身麻醉下行电视支撑喉镜下低温等离子刀声带肿物切除术，术后继续行雾化吸入治疗，声音休息。术后病理结果：（双侧声带）鳞状上皮息肉。

病例分析

1. 声带肿物常见病因

（1）声带小结：是慢性喉炎的一型，属于炎症性病变。临床上表现为易疲倦，间歇性声嘶，声嘶每当发高音时出现，继续发展，声嘶加重，呈持续性，且在发较低声音时也可发生。喉镜检查可见声带游离缘前、中 1/3 交界处，于发声时有分泌物附着，声带外展时，分泌物呈丝状跨越声门裂。此后该处声带逐渐隆起，成为明显小结，小结一般对称，间或有一侧较大，另侧较小或仅一侧可见者。该患者双侧声带肿物大小不对称，左侧声带肿物考虑为声带小结，可能为右侧声带肿物反复摩擦左侧声带黏膜引起。

（2）声带息肉：主要表现为声音嘶哑，息肉垂于声门下腔者多伴有咳嗽巨大息肉位于两声带之间者，可完全失声，甚至呼吸困难和喘鸣。喉镜检查可见声带边缘处有表面光滑、半透明、带蒂新生物，亦有呈弥漫性肿胀累及声带全长者。息肉灰白色或淡红色，偶有紫红色，大小不等。声带息肉一般单侧多见，亦可两侧同时发生。结合患者喉镜检查考虑该患者右侧声带息肉可能性大，但表面有假膜，尚不能除外声带白斑、喉癌，需行病理检查以鉴别诊断。

（3）声带白斑：指声带黏膜上的片状角化增生病变，可能与吸烟、用声不当、慢性炎症刺激和维生素缺乏有关。主要病理变化时声带黏膜上皮增生，并伴有不全角化，黏膜下组织轻度增生。主要症状是声嘶，随病变发展而加重。喉镜检查可见声带表面或边缘有表面平整的白色斑片状隆起，范围局限，不

易剔除，声带活动良好。该病属于癌前病变，需行手术治疗。该病例患者右侧声带肿物表面有部分假膜附着，不能除外该病，需病理检查鉴别诊断。

（4）声带癌：原发性喉恶性肿瘤主要为鳞状细胞癌，约占90% 以上，声带癌在喉癌中最多见，约占 60%。声带癌分化较好，早期很少发生淋巴结转移。早期症状为声音嘶哑，随肿瘤增大可出现声嘶加重，甚至失声、呼吸困难、吞咽困难、痰中带血、咳嗽咳痰等。喉镜检查可见声带表面菜花样、溃疡样、结节样新生物，表面不光滑、质脆、易出血。该患者右侧声带肿物表面假膜，欠光滑，不能排除该病，需行病理检查鉴别诊断。

2. 手术治疗

随着喉显微外科手术、内镜装备及技术的发展，喉内手术变得更加精细、微创。在传统支撑喉镜手术中引入电视内镜，使得术野更加清晰，对于微小病变暴露更好，处理更加精细，也更好地保护了正常组织结构。低温等离子刀在显微手术中，具有明显优势，在切除病变的同时可进行术区止血，相比传统电刀，其工作温度低，很好地保护了正常组织，减少热损伤。该患者声带肿物不能除外恶性病变，故选用低温等离子刀进行切除，能够保证彻底切除肿物，而且术区可妥善止血。

病例点评

此例患者声嘶病史较长，结合喉镜检查，考虑良性病变可能性大，但患者有长时间吸烟史，同时喉镜检查右侧声带肿物

有假膜附着，表面欠光滑，需排除声带癌的可能性。另外，该患者手术中采用电视支撑喉镜，可在内镜下仔细观察肿物，以明确肿物性质，精准定位切除肿物范围、深度，有利于正常声带组织的保护。HIV 患者在行外科手术前，需明确病毒载量及 $CD4^+$ T 淋巴细胞计数，以利于病情判断、术中医护人员防护及评估感染风险。术前、术后应用吸入用布地奈德混悬剂行雾化吸入治疗，可减轻局部术区水肿及炎症反应，降低患者咽喉部的不适感觉。术后患者应严格休息。

参考文献

1. 黄选兆，汪吉宝，孔维佳 . 实用耳鼻咽喉头颈外科学 . 2 版 . 北京：人民卫生出版社，646-513.
2. 许春燕 . 布地奈德混悬液雾化吸入在声带息肉患者术后的治疗护理观察 . 首都食品与医药，2019，6：115-116.
3. 孙玉琴，王俊国，林川耀，等 . 声带息肉显微手术的疗效观察 . 当代医学，2019，4：69-70.

（贾婧杰）

笔记

病例 21　喉癌伴梅毒

病历摘要

【基本信息】

患者，男，59 岁。主诉“无明显诱因持续声嘶 2 个月”收入院。患者 2 个月前无明显诱因出现持续性声音嘶哑，伴发音疲劳，伴呼吸不畅，伴频繁清喉，无发热，无呼吸困难，无痰中带血，1 个月前于当地医院就诊，诊断为声带息肉，给予保守治疗（具体不详）未见明显好转。现以“声带肿物”收入院治疗。

既往史：平素健康状况良好。1 个月前患梅毒，未予治疗。1 个月前因胃癌，行胃癌根治手术，并输入血浆 400 mL。

个人史：否认高血压、糖尿病、心脏病等慢性疾病史，否认外伤史，否认过敏史。否认长期放射线或毒物接触史，有吸烟史，吸烟 40 年，日均吸烟 20 支，戒烟 1 个月，饮酒 40 年，主要饮白酒（≥ 42 度），平均每次 150 g，戒酒 1 个月。

【体格检查】

一般情况：各项生命体征平稳，体温 36.3 ℃，血压 110/80 mmHg，脉搏 75 次 / 分，呼吸 19 次 / 分。神志清，精神可，大小便正常，饮食正常，体重无明显改变。皮肤黏膜正常，头颅无畸形，双侧瞳孔等大等圆，对光反射存在。颈软无抵抗，浅表淋巴结未触及肿大，气管居中。甲状腺未触及肿大，心、肺、腹未见明显异常。

专科检查：耳廓正常，外耳道通畅，无脓性分泌物，鼓膜完整，标志清。乳突无压痛，听力粗试正常。鼻中隔居中，鼻窦无压痛，鼻腔黏膜光滑，未见异常新生物。咽部黏膜光滑，扁桃体无肿大。咽后壁充血，会厌光滑无畸形双声带充血肿胀，右声带中段可见不规则新生物，表面欠光滑，覆少量白色物，左侧声带黏膜光滑，双侧声带活动对称。

【辅助检查】

入院后纤维喉镜检查：右声带中部可见局限性新生物，表面欠光滑，覆白色物，左声带未见明显异常，双声带双杓活动好。病毒筛查（8 项）：梅毒螺旋体抗体 169.7 （+）。快速梅毒血清反应素试验（滴度）：梅毒血清反应素滴度原倍：（+）。彩超检查：甲状腺未见明显异常，双侧颈部多发低回声结节 – 淋巴结可能。术前常规实验室及影像学检查：血常规、尿常规、肝肾功能未见异常。甲状腺功能未见异常。凝血功能：PT 延长（13.2 s），APTT 延长（40.2 s）。血生化：γ- 谷氨酰转肽酶升高（82 U/L），总胆汁酸升高（23.7 μmol/L）。心电图及胸部 X 线未见明显异常。

【诊断】

喉癌；梅毒；胃癌根治术后。

【诊断依据】

无明显诱因持续声嘶 2 个月，保守治疗无效。既往史：1 个月前因胃癌行胃癌根治手术，1 个月前患梅毒。体征：右声带中段可见不规则新生物，表面欠光滑，覆少量白色物。辅助检查：纤维喉镜检查提示右声带中部可见局限性新生物，

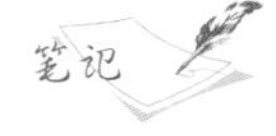

表面欠光滑，覆白色物，左声带未见明显异常，双声带双杓活动好。梅毒螺旋体抗体 169.7（+）。梅毒血清反应素滴度原倍（+）。彩超检查：双侧颈部多发低回声结节 – 淋巴结可能。依据患者症状体征及辅助检查，支持诊断。

【鉴别诊断】

（1）喉结核：多有肺部结核病史，常有结核中毒症状，好发于喉的后部及声带、室带、会厌等处，主要症状是声嘶，开始较轻，以后逐渐加重，晚期可完全失音，常有喉痛，吞咽时加重，软骨膜受侵犯时喉痛剧烈，喉部病变广泛者可因肉芽增生及黏膜水肿而出现呼吸困难，喉镜检查可见喉部黏膜苍白，杓间区和一侧声带局限性充血溃疡呈虫蚀状，边缘不整齐，底部有肉芽增生，会厌及杓会厌壁可水肿、增厚，病变累及环杓关节时可导致声带固定，软骨脓肿向外穿破，颈部可见到瘘管，抗结核治疗有效，病理活检可确诊。

（2）喉梅毒：该例患者多有梅毒病史，声音嘶哑，发声尚有力，无明显喉痛或喉痛较轻，多伴发梅毒全身感染表现，如皮疹、硬下疳等表现。查体可见喉黏膜红肿，常位于喉前部，常有梅毒瘤，出现深在溃疡，破坏组织较多，预后有瘢痕收缩粘连，造成喉畸形。该例患者既往有梅毒病史，不能排除此病，需病理确诊。

（3）喉乳头状瘤：为喉部常见良性肿瘤，临床病程较长，主要表现为声音嘶哑或失声，肿瘤较大可引起咳嗽、喘鸣及呼吸困难，查体可见喉部肿瘤呈苍白、淡红色或暗红色，表面呈桑葚状或粗糙不平。中年以上患者有恶变倾向，病理检查可明确诊断。

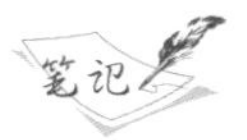

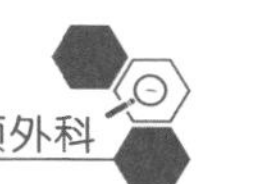

【治疗经过】

全身麻醉支撑喉镜下声带肿物切除术。术中经口插入支撑喉镜，暴露声带，观察见右侧声带前 1/3 处新生物，色红，表面光滑，对侧声带对应部分增厚。显微镜下应用喉钳切除肿物，留送病理，应用 CO_2 激光及低温等离子刀对基底部进行烧灼，止血，检查术区无异物存留，术毕。肿物送病理检查。术后给予患者头孢他啶 1.0 g，静脉滴注，每日 2 次，连用 7 天；地塞米松 5 mg，小壶，每日 1 次，连用 3 天；尖吻蝮蛇血凝酶 2 U，小壶，每日 1 次，连用 3 天；布地奈德混悬液 2 mg 雾化吸入，每日 2 次，连用 7 天。术后患者恢复良好，术后 7 天出院。

术后病理（右声带）高级别上皮内瘤变 / 原位癌，不除外浸润。分子病理结果：HPV（低危 6、11 型 +）。免疫组化结果：CK5/6（+），P63（+），Ki67（+40%），P16（–）。

【随访】

出院后继续雾化吸入治疗 1 周。避免过度用声，禁食辛辣刺激食物，患者恢复好。患者术后 1 周、2 周、1 个月、3 个月、6 个月随访，均未见复发。

病例分析

1. 喉肿物的问诊要点

对于声门型喉癌伴梅毒患者的诊断，病史询问至关重要，其中需要特别注意以下几点。①痰中带血：声门型喉癌的痰中带血多数由于肿瘤表面溃疡出血，同时一些患者可以出现口

臭、咳脓性痰及有坏死组织咳出等伴随症状。②声嘶：在声门型喉癌的患者中多数早期会出现声音嘶哑情况，是喉癌中最易早发现的类型。③其他伴随症状：肿瘤的存在可以诱发一些诸如咽部异物感、咽部不适等伴随症状。肿瘤侵犯喉上神经时可以引起饮食呛咳，当肿瘤侵犯咽部感觉神经时可以出现咽喉疼痛，其程度随着病变发展加重，可以向同侧耳部放散。肿瘤侵犯食管时可以引起吞咽困难，晚期时可以引起呼吸困难。肿瘤诱发因素问诊：吸烟史、饮酒史、胃食管反流史、癌前病变疾病史、职业接触史及空气污染暴露史等相关病例信息对于诊断具有意义。传染病史：梅毒等传染病常有喉部表现，故需要明确传染病史，其他疾病史及过敏史等；对于其他诸如循环、消化、呼吸、泌尿、内分泌等系统疾病及过敏史也应该有所了解，这对于制定治疗方案也是十分重要的。

2. 喉肿物的检查要点

（1）间接喉镜检查：检查时应该按照一定的顺序，避免漏诊，如发现肿物，必须注意生长的位置、边界、质地、声带运动情况等。

（2）颈部扪诊：喉癌的淋巴结转移与喉癌的原发部位及区域淋巴引流相一致。

（3）纤维喉镜检查：对于一些（如喉室或会厌喉面）不易在间接喉镜下暴露的部位，纤维喉镜可以很好地予以显示。

（4）频闪喉镜检查：可以观察到声带振动情况，评价肿物对声门侵袭的情况，这对于临床分期和治疗方案的制定都是有意义的。

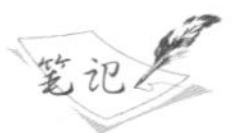

（5）颈部增强 CT：有助于判断肿物的侵犯部位及范围，

同时有利于区分局部淋巴结肿大和血管影。

（6）免疫检查：可以进行免疫学检查除外喉结核及喉梅毒等。

（7）心电图、胸部 X 线、肺功能、凝血功能、血常规、尿常规及血生化检查：了解患者全身功能状况，为手术做准备。

3. 梅毒感染与喉癌的关系

梅毒是由梅毒螺旋体引起的一种慢性传染性疾病，可累及口腔和咽喉部黏膜，它对于咽喉部淋巴组织的亲和力高，故易有咽喉部表现，表现为组织溃疡、破损，愈合后产生瘢痕、粘连等并发症。组织损伤较深，范围广，有严重的破坏性。但梅毒对于咽喉部黏膜的破坏是否使喉部组织易于发生癌变，目前并没有确定的研究，仍需要大量临床研究。

病例点评

根据声门型喉癌的扩散及浸润特点，声门型喉癌多采用手术治疗，其预后是喉癌中相对较好的一类，生存率高。术后常规抗感染治疗：采用抗生素，可以根据患者皮试结果采用头孢类或者合成类抗生素预防和控制感染。建议患者术后前半年每 3 个月门诊复查一次，之后每半年复查一次。复查时注意局部情况，有无原位复发，并注意颈部淋巴结情况。可以根据情况给予颈部 B 超或 CT 检查，及时发现淋巴结转移并给予处理。

参考文献

1. 刘敏，牛广宪 . 低温等离子射频消融术治疗早期声门型喉癌疗效分析 . 听力学及

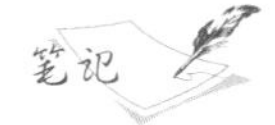

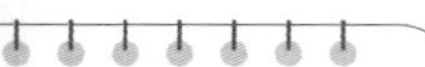
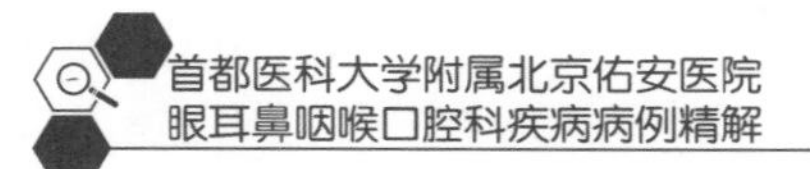

言语疾病杂志，2015，23（04）：422-423.

2. 刘红兵，刘月辉，罗英，等. 喉癌的手术方式选择及远期疗效的分析. 中国喉癌杂志，2015，25（02）：145-149.
3. 何发尧，王跃建，陈伟雄，等. 早期声门型喉癌的 CO_2 激光手术治疗. 临床耳鼻咽喉头颈外科杂志，2014（7）：493-495.
4. 周梁. 喉癌、下咽癌功能保全性治疗进展. 中国癌症杂志，2013，23（12）：942-948.

（昝芳）

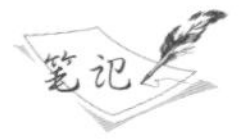

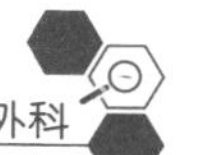

病例 22　甲状腺癌伴艾滋病

病历摘要

【基本信息】

患者，男，43 岁。主诉“发现右颈部包块 10 天”收入院。患者于 10 天前无意中发现右颈部包块，可随吞咽上下移动，无明显疼痛、发热，无吞咽困难、憋气，无声音嘶哑。

外院甲状腺超声：甲状腺右叶明显增大，大小为 4.0 cm×3.2 cm，实性混合性包块，其内可见团状颗粒样强回声，周边血流丰富，包块内可探及血流。左叶及峡部正常。

既往史：平时健康状况良好，2 年前患获得性免疫缺陷综合征，规律服用抗病毒药物治疗，目前病情平稳，$CD4^{+}$ T 淋巴细胞计数 455 个 /μL。否认高血压、糖尿病、心脏病史。否认手术史，否认性病史，否认肿瘤家族史，否认长期大量饮酒史，否认过敏史。

【体格检查】

体温 36.6 ℃，血压 110/70 mmHg，心率 67 次 / 分，呼吸 19 次 / 分。神志清，精神可，肝掌（–），蜘蛛痣（–），全身浅表淋巴结未触及肿大，面色正常，全身皮肤色泽正常，无瘢痕，皮肤、巩膜无黄染，双肺呼吸音清，未闻及干、湿性啰音，心律齐，未闻及杂音，腹软，无压痛及反跳痛，双下肢无水肿。专科查体：右颈部可触及 4 cm×3 cm 囊实性包块，无触

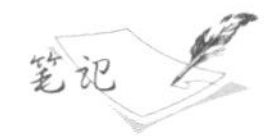

痛，边界清楚，随吞咽上下移动，左颈部未触及明显包块。

【辅助检查】

甲状腺超声：甲状腺右叶显示不清，其位置可见大小 45 mm×34 mm ×58 mm 不均质包块，边界欠清，内部回声不均，可见密集分布的点状强回声及液性暗区。彩色多普勒血流显像（color doppler flow imaging，CDFI）检查：其内血流信号丰富。左叶及峡部正常。

喉镜：双侧声带活动对称，闭合良好，黏膜光滑，后联合处可见黏膜发白，隆起不平，双侧梨状窝黏膜光滑对称。

甲状腺功能五项：游离三碘甲状腺原氨酸（FT_3）3.89 pmol/L，总三碘甲状腺原氨酸（TT_3）1.75 nmol/L，游离甲状腺素（FT_4）12.28 pmol/L，总甲状腺素（TT_4）137.48 nmol/L，促甲状腺激素（TSH）1.15 mIU/L。

【诊断】

甲状腺肿物；获得性免疫缺陷综合征。

【诊断依据】

患者无意中发现颈部肿物，无明显疼痛不适。专科查体：右颈部可触及一个 4 cm × 3 cm 囊实性包块，无触痛，边界清楚，随吞咽上下移动，左颈部未触及明显包块。甲状腺超声：甲状腺右叶显示不清，其位置可见大小 45 mm × 34 mm × 58 mm 不均质包块，边界欠清，内部回声不均，可见密集分布的点状强回声及液性暗区。CDFI：其内血流信号丰富。左叶及峡部正常。

【治疗经过】

行甲状腺次全切除术，切除右叶甲状腺及峡部，保留左叶，探查右甲状腺旁颈部Ⅵ区淋巴结。术后病理结果回报：右侧甲状腺乳头状癌伴坏死、出血及钙化，右侧甲状腺旁3枚淋巴结未见转移癌。

病例分析

1. 甲状腺肿物常见病因

（1）结节性甲状腺肿：又称甲状腺结节，是单纯性甲状腺肿的一个自然病程阶段，由于多种原因甲状腺素分泌不足，通过神经一体液调节机制，垂体前叶分泌过多的促甲状腺激素，造成代偿性甲状腺增生。这种肿大一般不伴有甲状腺功能异常。在病程初期，扩张的滤泡均匀分布在纤体各部，表现为弥漫性甲状腺肿；后期若未经及时治疗，病变继续发展，扩张的滤泡集成多个大小不等的结节，则表现为甲状腺结节。临床表现主要为患者多无全身症状，基础代谢率正常，颈部可见肿大结节，如并发囊内出血或结节短期内迅速增大，可有局部疼痛。肿大的甲状腺结节可压迫邻近器官引起呼吸困难、声音嘶哑、面部肿胀、Horner综合征。

（2）甲状腺腺瘤：是最常见的甲状腺良性肿瘤，可分为滤泡状腺瘤和乳头状腺瘤两种，前者较多见。临床多表现为一侧甲状腺腺体内部单发类圆形结节，表面光滑，无压痛，活动好，不伴颈淋巴结肿大，肿瘤生长缓慢，多无自觉症状。通常认为甲状腺腺瘤恶变率为10%，一旦出现腺瘤迅速增大、质地

变硬、不随吞咽移动，声嘶、颈淋巴结肿大等现象，都是腺瘤恶变的征兆。

（3）甲状腺恶性肿瘤：病理类型较多，生物学特性差异很大。

1）乳头状癌：约占成年人甲状腺癌的 60% 和儿童甲状腺癌的全部，恶性度较低，生长缓慢，易发生淋巴结转移，但预后较好。

2）滤泡状癌：以滤泡结构为主要组织特征的另一种分化较好的甲状腺癌，肿瘤生长较快，属中度恶性，33% 可经血行转移，淋巴结转移仅占 10%。

3）未分化癌：约占甲状腺癌总数的 10%，是一种高度恶性的肿瘤，肿瘤质硬，边界不清，常侵犯周围组织，肿瘤生长迅速，约 50% 的病例早期有颈淋巴结转移，预后很差。

4）髓样癌：约占甲状腺癌总数的 7%，肿瘤来源于甲状腺滤泡旁降钙素分泌细胞，肿瘤可经淋巴、血行转移，预后不如乳头状癌好，可分为散发性及家族性两大类，前者无其他部位的内分泌肿瘤，后者有明显家族性。

2. 治疗原则

甲状腺肿物根据其性质不同，可行随诊观察、单侧甲状腺切除、甲状腺次全切除、甲状腺全切除，根据颈部淋巴结情况可行颈淋巴结清扫术。

（1）结节性甲状腺肿的手术适应证：局部压迫症状、肿物迅速增大、影响外观等。

（2）甲状腺腺瘤：临床上可表现为单发结节，其良性与恶性鉴别较困难，因此对于甲状腺单发结节原则上应尽早切除，

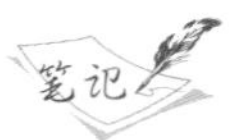

特别是伴有甲状腺肿大者，小儿及男性患者，曾经接受过头颈部或上纵隔放疗者，其恶性倾向更高，更应早日手术。手术方法上，考虑到有些结节良性、恶性难以确定，及为减少腺瘤术后复发、恶变，应该彻底切除，单纯切除腺瘤是不够的。目前临床上对甲状腺腺瘤多主张做患侧的腺叶加峡部切除。同时，应做术中病理，一旦证实为恶性病变，应进一步按甲状腺癌的处理原则扩大手术范围。

（3）手术被认为是甲状腺癌外科治疗的“金标准”。对乳头状癌，如果没有颈淋巴结转移，肿瘤仅局限于一侧腺体内，则行患侧腺叶和峡部切除。如肿瘤侵犯双侧腺体，则行全甲状腺切除。手术中常规解剖喉返神经，并予以保护。行全甲状腺切除时应至少保留一侧甲状旁腺。发现淋巴结转移，应同时行颈淋巴结清扫术。乳头状腺癌治疗同乳头状癌。滤泡状腺癌虽属低度恶性，早期即可发生血行转移，也应行甲状腺全切除。未分化癌属于高度恶性甲状腺癌，发展快，大部分病例在确诊时已有局部或广泛的侵犯及转移，手术难以彻底切除。目前主张以放疗为主，配合化疗。髓样癌属于中等恶性，并常有淋巴结转移，多主张行甲状腺全切加选择性颈淋巴结清扫术。甲状腺的外放射治疗对高分化癌和髓样癌无效，仅适用于未分化癌。放射性碘治疗甲状腺癌，其疗效视癌细胞社区放射性碘的多少而定，目前多用来治疗复发性肿瘤或甲状腺全切后的转移癌。

病例点评

此例患者术前各项检查、检验未见手术禁忌证，结合甲状

腺超声检查，考虑甲状腺癌可能性大，患者术前甲状腺功能正常，但由于该患者甲状腺肿物巨大，手术过程是对于甲状腺的牵拉、挤压，造成甲状腺激素集中入血，术后有发生甲状腺危象的可能，故术后需密切监测患者血压、体温、心率变化情况。另外，HIV 患者术前需确认 $CD4^{+}$ T 淋巴细胞计数，该指标可提示患者感染风险。术中严格无菌操作，降低术后感染风险。

参考文献

1. 黄选兆，汪吉宝，孔维佳 . 实用耳鼻咽喉头颈外科学 . 2 版 . 北京：人民卫生出版社，2008，628-633.
2. 中华人民共和国国家卫生健康委员会 . 甲状腺癌诊疗规范（2018 版）. 中华普通外科学文献（电子版），2018，8：1-15.
3. 郑向前，杨伟伟，王会娟，等 . 分化型甲状腺癌诊疗进展 . 中华普通外科杂志，2019，3：273-276.

（贾婧杰）

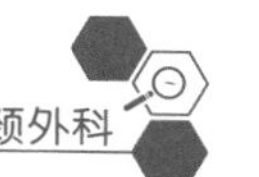

病例 23 颌下腺腺样囊腺癌伴艾滋病

病历摘要

【基本信息】

患者，男，26 岁。主诉“发现颈部肿物 2 年”收入院。患者于 2 年前无明显诱因发现右侧颈部颌下包块，无明显不适，未予治疗，近 2 个月包块明显增大，偶觉右侧颈部疼痛，无呼吸及吞咽困难，无发热，就诊于当地医院诊断为右侧颌下腺包块，建议手术治疗，患者为求进一步诊治于我院门诊，以“颈部肿物”收入院。患者自发病来，精神食欲可，大小便正常，体重无增减。

既往史：平素健康状况良好。3 年前患获得性免疫缺陷综合征，规范治疗中，病情稳定。否认高血压、糖尿病、心脏病等慢性疾病史。否认其他非传染性疾病。否认外伤史，否认手术史，否认过敏史。

【体格检查】

体温 36.5 ℃，血压 120/80 mmHg，脉搏 78 次 / 分，呼吸 19 次 / 分。皮肤黏膜正常，浅表淋巴结未触及肿大，耳廓正常，外耳道通畅，双鼓膜完整，标志清。鼻中隔居中，鼻窦无压痛，鼻腔黏膜光滑，未见异常新生物，咽部黏膜光滑，扁桃体无肿大，会厌光滑无畸形，双声带光滑，未见异常新生物，双侧声带活动对称，气管居中，甲状腺未触及肿大，颈右侧颈

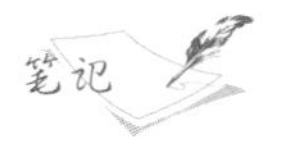

部颌下可触及肿块 1 个，大小 2.5 cm×2 cm，质软，活动可，无压痛，无红肿。

【辅助检查】

颈部 B 超（外院，2018 年 11 月 27 日）：右侧颌下腺低回声包块，多考虑混合瘤。入院后纤维喉镜检查：鼻腔黏膜光滑，咽部黏膜光滑，未见异常新生物。双声带光滑色白，未见异常新生物，双声带双杓活动好。颈部 B 超：左侧下颌腺低回声（性质待定）；右侧下颌腺区不均质低回声（请结合临床），右侧 Ⅰ 区可疑淋巴结（定期观察）。颈部 CT 增强扫描：右侧颌下腺占位，不除外多形性腺瘤，请结合临床。胸部正位 X 线片及心电图：未见异常。实验室检查：HIV 病毒载量＜40 copies/mL，$CD4^{+}$ T 淋巴细胞计数 232 个 /μL。

【诊断】

初步诊断：颌下腺肿物；获得性免疫缺陷综合征。

确定诊断：颌下腺腺样囊性癌；获得性免疫缺陷综合征。

【诊断依据】

无明显诱因发现右侧颈部颌下包块 2 年，近 2 个月自觉明显增大，偶觉右侧颈部疼痛，无呼吸及吞咽困难，无发热。查体：颈右侧颌下可触及肿块 1 枚，大小 2.5 cm × 2 cm，质软，活动可，无压痛，无红肿。既往患获得性免疫缺陷综合征 3 年。辅助检查：B 超检查提示右侧颌下腺低回声包块，多考虑混合瘤；颈部 CT 增强扫描提示右侧颌下腺占位，不除外多形性腺瘤。依据患者病史、症状体征及辅助检查，支持诊断。

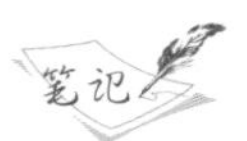

【治疗经过】

完善术前检查，明确无手术禁忌后，于全身麻醉下行右侧颌下肿物切除术。术中见肿物位于颌下腺内，3 cm×2.5 cm，质软。术中完整切除肿物。术后患者恢复良好，术后 7 天出院。

术后病理报：（右侧颌下腺组织）腺样囊性癌（圆柱瘤），侵犯周围涎腺组织，未见明确神经侵犯。免疫组化：CD117（部分 +），AE1/AE3（+），S100（部分 +），CEA（–），Vimentin（+），SMA（肌上皮 +），P63（肌上皮 +），Ki67（10%+）特殊染色结果：PAS（+）。

【随访】

出院后继续给予患者右侧颌下腺放疗，患者恢复好。患者术后 1 周、2 周、1 个月、3 个月、6 个月随访，均未见复发。

病例分析

1. 颌下腺腺样囊性癌的病变特点

（1）该病为发于颌下区、腮腺及舌下腺区的无痛性肿块。舌下腺区 90% 为腺样囊性癌。

（2）早期出现神经症状，如肿块伴有疼痛、麻木或舌下神经、面神经麻痹，应及早考虑腺样囊性癌。

（3）该病易发生远处转移，肺部转移最常见。腺样囊性癌是唾液腺癌中较常见的病理类型，可发生于任何年龄，是较常见的唾液腺恶性肿瘤，可发生于颌下腺和腮腺。该病生长缓慢而局部侵袭性强，术后复发率高。患者以 30 ～ 50 岁居多，男女发病无差别。大体表现：肿瘤浸润性生长，无被膜，呈圆

形或不规则状，边界不清，包膜多不完整，易浸润周围组织，质硬而脆。切面质地均匀，灰白色，黏液少见，有时可见出血及小囊腔。镜下所见：由腺上皮细胞及肌上皮细胞组成。临床表现：颌下腺腺样囊性癌早期为颌下区无痛性肿块，偶有疼痛不适，一般无明显自觉症状，极易同慢性颌下腺炎、颌下淋巴结核、淋巴结炎相混淆。嗜神经侵袭性及肺高度转移性是颌下腺腺样囊性癌的两大生物学特性。肿瘤易侵犯神经并沿神经扩散，颌下腺腺样囊性癌可侵犯舌下神经，引起舌下神经麻痹、舌肌萎缩，故部分颌下腺腺样囊性癌，早期虽无明显肿块，但表现舌下神经麻痹，发生于腮腺者常因面神经受累表现为不同程度的面瘫。肿瘤还易发生血行转移，肺部是最常见的转移部位，术后易复发，局部淋巴结转移较少见，且多出现在晚期病例。

2. 颌下腺肿物的鉴别诊断

（1）多形性腺瘤：是颌下腺肿瘤中最常见的病理类型，可发生于任何年龄，以 30 ～ 50 岁最多见。女性稍多于男性。多为无痛性肿块，生长缓慢，病程较长，颌下腺多形性腺瘤位于颌下区，可向口底及咽旁突出，双手触诊可触及肿瘤。影像学检查可作为诊断参考依据。还应与面神经鞘瘤、低度恶性肿瘤相鉴别。术中冰冻切片检查是最常用的诊断方法，经病理检查可确诊。

（2）淋巴结炎：常继发于其他化脓性感染性疾病，淋巴结增大，压痛，可无全身症状，较重者局部红肿热痛，可伴有畏寒发热、头痛等症状，通过及时抗感染治疗，红肿可消退。患者肿物无痛性生长，等待病理回报。

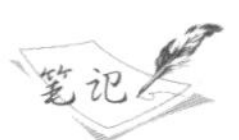

（3）脂肪瘤：是由增生的成熟脂肪组织形成的良性肿瘤。多见于 40 ～ 50 岁成年人。瘤体质地柔软，圆形或分叶形，位于皮下，可以推动，见于体表的任何部位，以肩、背、腹多见，多无自觉症状，待病理结果回报。

病例点评

该病目前理想的治疗方案为手术切除联合术后放疗，手术应有足够的安全缘，尽可能完全切除肿瘤。依原发部位不同，采用不同的治疗方案。原发腭部，应扩大切除；原发腮腺者，面神经应慎重保留；原发舌下腺部，应切除一段舌神经，术后补充放疗。腺样囊性癌颈淋巴结转移率低，主张做选择性颈淋巴清扫术。远处转移率高，肺转移最常见。术前活检易引起肿瘤扩散，属于禁忌证。

预后：腺样囊性癌的近期生存率较高，但远期生存率低。合并 HIV 患者免疫力低下，术中易出血，术后易感染，故术中需彻底止血，术后需常规应用抗生素预防感染，术后仍需要给予患者放射治疗，以获得更好的预后。

参考文献

1. TAKAGI M，DEMIZU Y，HASHIMOTO N. et al. Treatment outcomes of particle radiotherapy using protons or carbon ions as a singlemodality therapy for adenoid cystic carcinoma of the head and neck. Radiother Oncol，2014，113（3）：364-370.
2. DEL CHIARO M，VERBEKE C，SALVIA R，et al. European experts consensus statement on cystic tumours of the pancreas. Dig Liver Dis，2013，45（9）：703-711.

（鲍诗平）

笔记

病例 24　阻塞性睡眠呼吸暂停低通气综合征伴艾滋病

病历摘要

【基本信息】

患者，男，46 岁。主诉“睡眠打鼾伴憋气 6 年余，近 1 年加重”收入院。患者于 6 年无明显诱因下出现睡眠打鼾伴憋气，偶有憋醒，白天精力可，偶有嗜睡，晨起口干，头痛，记忆力明显下降，未予诊治，此后未规律复查。1 年前无明显诱因下前述症状加重，并出现白天精力差，嗜睡，偶有开车等红灯时入睡。1 周前曾于我院行睡眠呼吸监测示 AHI 45 次 / 小时，夜间最低血氧饱和度 76%，诊为重度阻塞性睡眠呼吸暂停低通气综合征，重度低氧血症。现为求进一步诊治收入院。

既往史：10 年前诊断为获得性免疫缺陷综合征，持续抗病毒治疗，入院前最后一次复查 $CD4^{+}$ T 淋巴细胞为 700 个 /μL。高血压病史 3 年，未经规律治疗，平素控制欠佳。否认糖尿病史，否认冠心病史，否认肿瘤家族史，否认长期大量饮酒史，否认过敏史。

【体格检查】

一般查体：体温 36.5 ℃，血压 110/70 mmHg，心率 80 次 / 分，呼吸 20 次 / 分。神志清，精神可，肝掌（–），蜘蛛痣（–），全身浅表淋巴结未触及肿大，面色晦暗，全身皮肤无色素沉着，

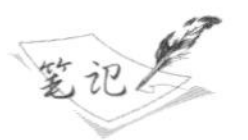

皮肤、巩膜无黄染，双肺呼吸音清，未闻及干、湿性啰音，心律齐，未闻及杂音，腹软，无压痛及反跳痛，双下肢无水肿。

专科查体：身高 175 cm，体重 90 kg。外鼻无畸形，鼻中隔大致居中，双下甲不大，双侧中鼻道未见新生物及脓性分泌物（图 24-1），双侧扁桃体Ⅱ度大，表面无脓栓剂角化物，舌体 Friedman Ⅱ度，软腭松弛，悬雍垂肥厚居中。会厌、杓会厌襞形态正常，双侧声带光滑，无明显充血，活动正常。

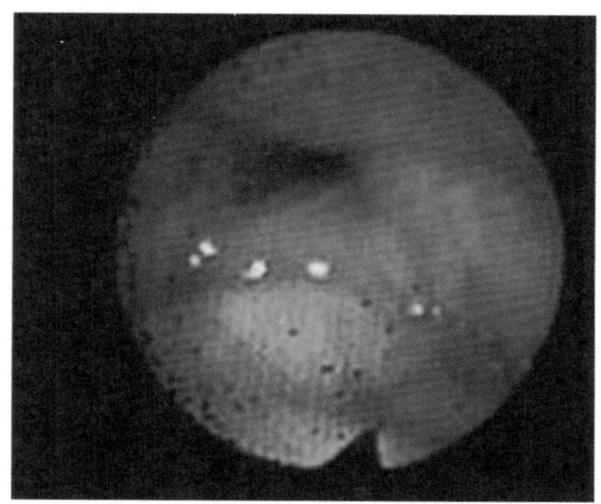

图 24-1　患者电子鼻咽喉气管镜检查

【辅助检查】

睡眠呼吸监测：AHI 45 次 / 小时，夜间最低血氧饱和度 76%，平均血氧 92%。MULLER 试验：软腭水平Ⅲ度。上气道－食管测压结果：腭咽平面阻塞总次数 396，喉咽平面阻塞次数 24。阻塞平面以腭咽为主。

【诊断】

重度阻塞性睡眠呼吸暂停低通气综合征；重度低氧血症；获得性免疫缺陷综合征。

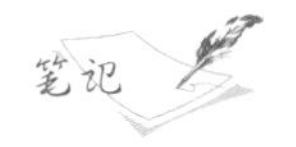

【诊断依据】

患者为中年男性，主因“睡眠打鼾伴憋气 6 年余，近 1 年加重”收入院。既往发现获得性免疫缺陷综合征 10 年，抗病毒治疗效果可。高血压病史 3 年，未经规律治疗。专科查体：发现口咽腔狭窄，双侧扁桃体Ⅱ度大，表面无脓栓剂角化物，舌体 Friedman Ⅱ度，软腭松弛，悬雍垂肥厚居中。睡眠呼吸监测：AHI 45 次 / 小时，夜间最低血氧饱和度 76%，平均血氧 92%。MULLER 试验：软腭水平Ⅲ度。上气道食管测压结果：腭咽平面阻塞总次数 386，喉咽平面阻塞次数 24。阻塞平面以腭咽为主。诊断考虑重度阻塞性睡眠呼吸暂停低通气综合征，获得性免疫缺陷综合征。

【治疗经过】

低盐低脂饮食，减肥，锻炼身体降血压治疗，呼吸机治疗或手术治疗。

病例分析

1. 阻塞性睡眠呼吸暂停低通气综合征的病因

（1）上气道：①鼻腔及鼻咽部狭窄；②口咽腔狭窄，口咽腔狭窄在阻塞性睡眠呼吸暂停低通气综合征发病中占有最重要地位；③喉咽及喉咽腔狭窄；④由于上下颌发育障碍、畸形导致的上气道骨性结构狭窄也是阻塞性睡眠呼吸暂停低通气综合征的常见及重要原因。

（2）上气道扩张肌肌张力异常：表面为颏舌肌、咽壁肌肉及软腭肌肉张力异常。

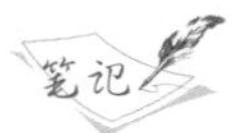

（3）全身性疾病：肢端肥大症引起舌体增大，甲状腺功能减退所致黏液性水肿，女性绝经后内分泌紊乱及肥胖症等，均易导致阻塞性睡眠呼吸暂停低通气综合征。

2. 阻塞性睡眠呼吸暂停低通气综合征的非手术治疗

（1）一般治疗：包括减肥、控制饮食和体重、适当运动；戒酒、戒烟、停用镇静催眠药物及其他可引起或加重阻塞性睡眠呼吸暂停低通气综合征的药物；侧卧位睡眠；适当抬高床头；白天避免过度劳累。

（2）口腔矫治器：适用于单纯鼾症及轻度的阻塞性睡眠呼吸暂停低通气综合征患者（AHI ＜ 15 次 / 时），特别是有下颌后缩者。对于不能耐受持续气道正压（continuous positive airway pressure，CPAP）通气治疗、不能手术或手术效果不佳者可以试用。禁忌证是患有颞颌关节炎或功能障碍。优点是无创伤、价格低。缺点是由于矫正器性能不同及不同患者耐受情况不同，效果也不同。

（3）气道内正压通气治疗：包括 CPAP 通气治疗和双水平正压通气（bilevel positive airuay pressure，BiPAP），以经口鼻 CPAP 最为常用，如合并 COPD 即为重叠综合征，有条件者可用 BiPAP。原理是通过一定压力的机械通气，保证阻塞性睡眠呼吸暂停低通气综合征患者睡眠室呼吸通畅，其工作压力范围为 4 ～ 20 cmH_2O，对接受 CPAP 治疗的患者需要测定最低有效治疗压力并设定，如果压力过低达不到治疗目的，并且有可能发生危险，而压力过高则患者不易耐受。

3. 阻塞性睡眠呼吸暂停低通气综合征的手术方式选择

根据上气道阻塞部位的不同和阻塞程度的差异，可选择实

施鼻部手术、咽部手术、舌部手术、下颌骨手术、舌骨手术、气管切开术或多平面手术。

（1）鼻部手术：如鼻中隔偏曲矫正术、下鼻甲射频消融术、鼻息肉切除术等。

（2）咽部手术：扁桃体切除术和（或）腺样体切除术，临床应用最为广泛的是悬雍垂腭咽成形术（urulo palato pharyhgo plast，UPPP），还有软腭前移术。

（3）舌部手术：舌缩小成形术或舌根部分切除术。

（4）下颌骨前移手术：主要为防止舌根后坠，扩大舌根与咽后壁之间的气道，包括下颌骨前移术和颏前移术。

（5）上颌骨、下颌骨和颏部前徙术。

（6）舌骨手术：舌骨扩张术和舌骨前移术。

（7）气管切开术。

该病例拟定手术方案为全身麻醉下等离子辅助下的 UPPP 术。

病例点评

此患者入院诊断重度阻塞性睡眠呼吸暂停低通气综合征，获得性免疫缺陷综合征。该患者行外科手术治疗时术中应注意软腭切除要适度，以减少术后发生腭咽关闭不全的并发症，切除软腭和悬雍垂时应将口咽侧黏膜多切除一些，鼻咽侧黏膜多保留一些，以便缝合时使创面完全覆盖，不留裸露创面，而且将缝线留在口咽一侧。缝合时要包括黏膜下组织和肌肉组织，以防止术后创面裂开。手术可两侧同时进行，以确保术后疗效，应考虑同时行硬腭截短、软腭前移术。

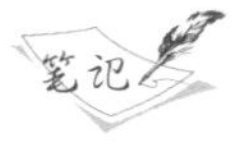

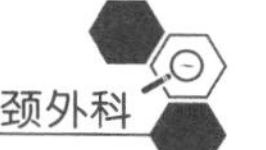

参考文献

1. 中国医生协会睡眠医学专业委员会.成人阻塞性睡眠呼吸暂停多学科诊疗指南.中华医学杂志，2018，98（24）：1902-1914.

（董佳佳）

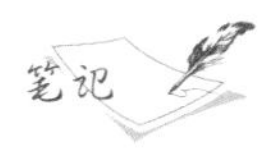

病例 25　右侧后半规管管石性良性阵发性位置性眩晕

病历摘要

【基本信息】

患者，男，51 岁。主诉“自述起卧时出现短暂、剧烈、一过性眩晕 2 天，呈前后翻转感觉，右侧明显，伴恶心，无呕吐”。

既往史：否认心脏病、高血压、糖尿病等慢性疾病史。否认耳鸣、听力下降等耳蜗症状，无其他神经异常症状。

【体格检查】

电耳镜检查：双侧耳道通畅，鼓膜完整。过指试验无明显自发性眼震。

【辅助检查】

体健，血压 130/90 mmHg。颅脑 CT 未见异常。听力检查：纯音测听双耳各频率均在 25 dB（nHL）内。前庭功能检测：扫视试验正常；平稳跟踪正常反应。视动性眼震：左、右向 OKN 对称，正常，增益为 0.78，未记录到自发性眼震。温度试验：双侧水平半规管功能正常范围（UW=7%，右）。转头试验：各头位均无眼震引出。Dix-Hallpike 试验：右悬头位诱发出逆时针旋转眼震，潜伏期 4 s，持续 28 s。

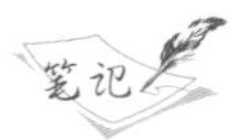

【诊断】

右侧后半规管管石性良性阵发性位置性眩晕。

【诊断依据】

（1）不同类型良性阵发性位置性眩晕（benign paroxysmal positional vertigo，BPPV）的鉴别。BPPV 的临床类型有后半规管 BPPV、前半规管 BPPV、水平半规管 BPPV 及混合型 BPPV。以上四种类型可单侧发病，也可双侧发病，双侧同时发病罕见，后半规管 BPPV 最常见，其次为水平半规管 BPPV，而前半规管 BPPV 和混合型 BPPV 临床上少见。临床上应予以鉴别。前半规管 BPPV 的眼震特点为：患者头向一侧转 45° 后快速卧倒，使头悬至床下，与床平面成 30° 夹角。患耳向地时出现眼球上极为标志的垂直扭转性眼震（垂直成分向眼球下极，扭转成分向地），回到坐位时眼震方向逆转。管石性 BPPV 眼震持续时间＜ 1 分钟。嵴帽结石症眼震持续时间≥ 1 分钟。水平半规管 BPPV 的眼震特点：管结石在双侧变位检查中均可诱发向地性或背地性水平眼震，眼震持续时间＜ 1 分钟。嵴帽结石症眼震持续时间≥ 1 分钟。

（2）BPPV 与中枢性阵发性位置性眩晕的鉴别。BPPV 的眼震特征为潜伏期 1 ～ 15 s，持续时间 5 ～ 60 s，眼震方向与刺激的半规管有关，有疲劳性，眼震的变化过程渐增－渐减型。恶心、呕吐症状一次检查少见，70% ～ 80% 的患者几周内自行恢复，无神经科体征，影像学检查正常。中枢性阵发性位置性眼震特征为潜伏期 0 ～ 5 s，持续时间 5 ～ 60 s 或更长，眼震方向与刺激的半规管无关，纯水平或垂直眼震，有疲

劳性，眼震的变化过程渐增一渐减型。恶心、呕吐症状一次检查少见，70% ～ 80% 的患者几周内自行恢复，无神经科体征，影像学检查正常。

【治疗经过】

使用改良 Eply 复位法进行复位。具体复位步骤如下：①患者坐于检查床，头右转 45° ，托住患者颈后部，嘱其快速后仰，使头与水平面成 10° ～ 30° ，诱发出逆时针旋转性眼震，等待直至眼震消失，保持约 2 分钟；②将患者头向左转 90° ，如有眼震直至眼震消失，保持约 2 分钟；③头再向左转 90° ，头转向地面，待眼震消失后，扶患者坐起；④再行右侧 Dix-Hallpike 试验时，该患者仍有眼震，重复上述①～④步骤。复位结束后，患者自述恶心症状明显，嘱其口服甲磺酸倍他司汀（敏使朗）12 mg，3 次 / 日，1 周。

【随访】

复位 1 周后，复查 Dix-Hallpike 试验（–）。原悬头位出现逆时针旋转眼震及眩晕均消失，眼震图上的向上垂直相、向左水平相眼震均未引出。

病例分析

良性阵发性位置性眩晕（benign paroxysmal positional vertigo， BPPV）是头部运动到某一特定位置时诱发的短暂的眩晕和水平或旋转性眼震，是一种具有自限性的周围性前庭疾病。右后半规管管石症时，在静止坐位时耳石靠近右后半规管壶腹端，远离总脚，无耳石位移和内淋巴液流动，不产生

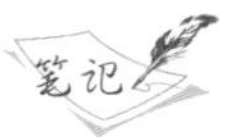

BPPV 症状。Dix-Hallpike 试验由坐位变换为右侧悬头位时，壶腹位置抬升，总脚位置下降，耳石在重力作用下向总脚方向移动，带动内淋巴液做离壶腹方向流动，使壶腹嵴向背离椭圆囊方向偏斜产生强刺激效应，诱发向左上方的旋转眼震，在眼震图上呈现为垂直向上且强、水平相向左且弱的眼震。坐起时耳石带动内淋巴液做向壶腹流动，呈弱刺激，出现弱的向右下方的眼震，在眼震图上的眼震垂直相向下，水平相向右，且以垂直相为主。除了旋转眼震持续时间外，悬头位是否出现反转相旋转眼震也是后半规管管石症与壶腹嵴顶石症的又一个鉴别点。

后半规管 BPPV 的临床表现：发病急，当头部处于某一位置时突然出现旋转、摇摆或晃动样眩晕，多伴发眼震。通常患者在床上某一侧翻身及仰卧起坐，头部突然向一侧活动，如做伸颈仰头及低头等动作，向一侧捡拾提物，仰卧修理牙齿，坐仰美容，在医院做 B 超、CT、MRI 体位变化时，乘车期间突然加减速，均可出现上述症状，当改变出现眩晕的头位后眩晕会逐渐减轻或消失。在坐位迅速改变至诱发头位时，一般在 3 ～ 15 s（潜伏期）后出现眼震，多为短暂的旋转性眼震，易疲劳，右耳向下时为逆时针旋转，左耳向下时为顺时针旋转，当恢复直立体位时，时常出现相反方向的短暂眼震。眼震通常持续数秒到几十秒，一般在 30 s 内，眩晕头晕持续时间可能会稍长些，多在 60 s 内停止。重复诱发头位试验，眩晕及眼震的发作及程度可逐渐减轻或消失，呈现“疲劳特性”。为此有些患者会采取缓慢仰起、缓慢翻卧或回避发作体位等措施消减临床症状。这种“应急策略”能极大地减轻发病程度，降低发作

频率，可以算作此类患者的一种经验性治疗。病程可达数小时或数天，长者甚至可到数年或数十年以上，其间可呈周期性加重或缓解或正常，发作期间可伴发恶心、呕吐等症状，但一般无耳鸣及听力障碍，也无中枢神经症状及体征。

此患者为后半规管 BPPV，眼震特点为患者头向一侧转 45° 后快速卧倒，使头悬至床下，与床平面成 30° 夹角。患耳向地时出现眼球上极为标志的垂直扭转性眼震（垂直成分向眼球上极，扭转成分向地）；回到坐位时眼震方向逆转。管石性 BPPV 眼震持续时间＜ 1 分钟。嵴帽结石症眼震持续时间≥ 1 分钟。采用改良 Eply 复位法，即连续 2 次使用管石复位的操作，文献报道可使 BPPV 的消除率从 78% 提高到 90%。

此外，BPPV 及前庭功能检查前需要对患者进行详细问诊，除外以下禁忌证：①癫痫；②颅内压增高者；③眩晕急性发作期（不做诱发性试验，可做自发性试验）；④脑血管意外发生急性期；⑤中枢性疾病卧床不起者（禁做诱发性试验，可做床边自发性试验）；⑥严重精神病患者；⑦外耳道炎和鼓膜穿孔（禁做冷热水温度试验）；⑧盲人（禁做以眼动反应为定量观察指标的试验，可做灌气温度试验）；⑨昏迷患者（禁做诱发试验，可观察眼动反应）；⑩服中枢兴奋或抑制药物者 48 小时内 (不做前庭功能检查)。

病例点评

良性阵发性位置性眩晕又名耳石症，临床比较常见，有头外伤病史的患者发病率高，此病特点是发病比较突然，由坐位

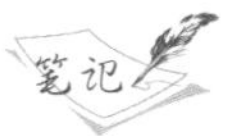

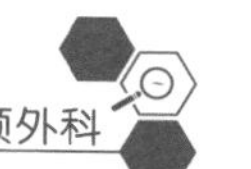

躺下，或从躺卧位至坐位时，或在床上翻身时，出现强烈旋转性眩晕，常持续 60 秒之内，伴恶心及呕吐。所以，当患者出现此类症状时，先考虑耳石症的诊断，一旦诊断明确，手法复位后症状迅速改善。

参考文献

1. 于立身 . 前庭功能检查技术 . 西安：第四军医大学出版社，2013：568-569.
2. SEMONT A，FREYSS G，VITTE E. Curing the BPPV with a liberatory maneuver. Ann Otol Rhinol Laryngol，1988，42：290-293.
3. 吴子明，刘博 . 实用眩晕诊疗手册 . 北京：科学出版社，2014：38-44.

（张帆）

病例 26　食物不耐受合并咽部溃疡

病历摘要

【基本信息】

患者，男，23 岁。主诉“咽喉疼痛 1 年”于 2014 年 6 月 23 日收入院。患者于 1 年前因长期吸烟、熬夜上网开始出现咽痛，呈钝性、持续性，可忍受。伴随咽异物感，自觉咽部贴附异物，经常咳嗽，唾液增多，且痰中带血丝及白色膜状物，患者未予重视，咽痛等症状持续未减轻。6 个月前患者咽痛逐渐加重，间断在当地卫生所接受静脉抗生素治疗，未见明显好转。3 个月前患者出现一过性夜间咳痰带血，约两三口，就诊于当地三甲医院耳鼻喉科，查体发现咽部肿物、咽部溃疡收入院，建议活检，患者家属未同意，遂行全身 PET-CT 检查，提示软腭高代谢灶，为进一步诊治来我院就诊，门诊以咽部肿物收入院。患者自发病以来体重逐渐下降，1 年内体重下降 15kg，乏力，精神差。既往健康状况良好。

【体格检查】

体温 36.5 ℃，血压 120/80 mmHg，心率 80 次 / 分，呼吸 19 次 / 分，身高 178 cm，体重 56 kg。神志清，精神欠佳，查体合作，颈部可触及散在淋巴结，光滑活动，直径＜ 1 cm，左侧轻微触痛。咽部黏膜充血，软腭、咽后壁、后壁可见大面积溃疡，表面覆有假膜，悬雍垂肿胀，标志不清，右侧扁桃体Ⅲ

度肿大，表面不平呈分叶状，可见溃疡及假膜，左侧扁桃体无肿大，双侧软腭尚对称，未见塌陷，会厌光滑无肿胀，抬举良好，双杓活动正常，双声带无充血肿胀，活动好、闭合佳，双梨状窝对称无潴留。

【辅助检查】

血常规示：WBC 7.48 × 10^9/L，NEUT% 69.9%，单核细胞百分比 5.5%，淋巴细胞百分比 23.7%，Hb 130 g/L，PLT 301 × 10^9/L。IgE 升高为 492.13 IU/mL。肝肾功能：前白蛋白降低为 156.3 mg/L，肌酐降低为 46 μmol/L，总胆固醇 3.10 mmol/L，高密度脂蛋白胆固醇 0.64 mmol/L。微量元素：钙 1.90 mmol/L，铜、锌、镁、铁正常。艾滋病抗体（–），快速梅毒血清反应素试验（–），局部细菌图片未见异常。

【诊断】

初步诊断：咽部肿物；咽部溃疡。

【诊断依据】

患者为青年男性，咽部持续疼痛 1 年，消瘦，伴随痰多咳嗽，且痰中带血丝，抗生素治疗无效，检查软腭、咽后壁、后壁可见大面积溃疡，表面覆有假膜，悬雍垂肿胀，标志不清，右侧扁桃体Ⅲ度大，表面不平呈分叶状，可见溃疡及假膜，CT（外院）检查提示软腭高代谢灶。考虑咽部肿物，恶性可能性大，也不排除特殊感染引起的咽部表现。

【鉴别诊断】

（1）口咽真菌感染：多发于免疫系统缺陷、糖尿病、长期应用免疫抑制剂患者，多表现为咽部黏膜溃疡、糜烂、表面覆

有假膜，伴发热、无力等全身症状，查体可见咽部结构基本对称，假膜可拭去，咽拭子培养可呈阳性，抗真菌治疗有效。

（2）卡波西肉瘤：是艾滋病患者最常见的机会性肿瘤之一，单发或多发，发生于扁桃体的卡波西肉瘤表面较光滑、颜色暗红，可见血管纹，有白色假膜覆盖。该患者需进一步明确HIV 相关检查。

（3）扁桃体恶性肿瘤：临床表现主要为单侧扁桃体肿物进行性增大，进展较快，伴或不伴疼痛，晚期出现张口受限，张口困难，吞咽困难，可有咳痰带血或呕血。查体单侧扁桃体新生物，表面欠光滑，有溃疡或破溃出血，界限欠清晰，需病理进一步明确。

【治疗经过】

入院后积极完善各项检查，尤其是特殊感染相关检查，梅毒螺旋体、艾滋病病毒、局部真菌培养均未见异常，综合各项检查无明显手术禁忌证，为明确肿物性质，全身麻醉下行扁桃体及肿物低温等离子射频消融术 + 止血术，切除右侧扁桃体连同肿物组织，术中冰冻病理报告为炎性组织。术后给予头孢他啶 1.0 g，每日 2 次，静脉滴注，复方氯己定漱口。扁桃体肿物为炎性组织不能合理解释咽部反复溃疡不愈，结合总 IgE 升高，不除外变应原特异性 IgE 升高引起超敏反应和 IgG 升高引起食物不耐受导致溃病，予以过敏原检测，吸入物 10 项和食物 10 项 IgE 结果均正常，食物不耐受 14 项检查（如鸡蛋、牛奶、大豆、番茄，3 级；鳕鱼、玉米、大米，2 级；螃蟹、小麦，1 级），考虑患者症状与食物不耐受有关，遂给予患者饮食指导，忌食鸡蛋、牛奶、大豆制品 6 个月，以动物蛋白代替，

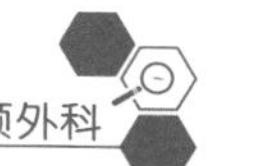

忌食番茄、鳕鱼、玉米、螃蟹，主食暂以小麦制品为主，少食大米，6个月后以大米为主。病理：慢性扁桃体炎，淋巴滤泡生发中心扩大，被覆状上皮部分区域增生及轻度非典型增生，局部坏死，溃疡形成。

确定诊断：慢性扁桃体炎；咽部溃疡。

【随访】

出院后半年随访患者，严格按照饮食指导进食，咽部溃疡已愈，咽部症状消失，体重升至64 kg，1年后体重达70 kg。

病例分析

1. 食物不耐受相关疾病

食物不耐受是一种复杂的变态反应性疾病，是由于机体不能充分消化食物大分子而引发的抵抗性反应，把进入人体内的某种或多种食物当成有害物质，从而针对这些物质产生特异性IgG，特异性IgG抗体与食物颗粒形成免疫复合物，可引起所有组织（包括血管）发生炎症反应。食物不耐受和传统意义中的食物过敏（IgE介导的速发过程）不同，食物不耐受实质为IgG介导的慢性免疫损伤，涉及食物种类多种，因起病隐匿，发病时间迟缓，患者多数不能觉察，临床可表现为多个系统的慢性症状，难以发现病因及诊断。不同的人对于同一种食物不耐受可能出现不相同的症状（表26-1）。

笔记

表 26-1　食物不耐受相关疾病

部位	症状
消化道	腹痛、腹泻、口臭、口腔溃疡、恶心、胃肠胀气
皮肤	湿疹、荨麻疹、皮肤淀粉样变、痤疮
精神系统	焦虑、忧郁、注意力涣散、暴躁易怒
神经系统	头晕、头痛、偏头痛、睡眠障碍
呼吸系统	慢性咽喉炎、哮喘、慢性咳嗽、鼻窦炎
肌肉骨骼	关节炎、关节疼痛
泌尿生殖系统	尿频、尿急、阴道瘙痒、白带增多
心血管系统	高血压、心律失常、心率过快
其他	高血糖、消瘦、易疲劳等

2. 食物不耐受结果分析及治疗（表 26-2）

表 26-2　食物不耐受检测结果分析及判断

检测值（U/mL）	分级	判断
＜ 50	0	阴性
50 ～ 100	+1	轻度敏感
100 ～ 200	+2	中度敏感
＞ 200	+3	重度敏感

饮食建议：0，安全食用；+ 1，轮替或忌食；+ 2，忌食；+ 3，忌食。

（1）若不耐受食物少，则所有检测阳性食物均“忌食”即可。

（2）若不耐受食物多，则先将 + 2、+ 3 阳性食物“忌食”，+ 1 阳性食物“轮替”。

（3）若不耐受食物太多，则应在忌食同时改变烹饪习惯，或调整饮食结构。

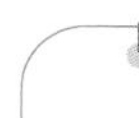

不耐受的食物在忌食6个月后可考虑重新纳入食谱，但不耐受的食物重新纳入过程应格外小心，遵循每次只纳入一种忌食食物，每两种食物纳入之间间隔至少1周的原则。

3. 本病例与食物不耐受关系（表26-3）

表26-3　本患者食物不耐受检测结果

序号	项目名称	检测值（U/mL）	分级
1	牛肉	17.2	0
2	鸡肉	9.98	0
3	鳕鱼	102.07	+2
4	玉米	118.97	+2
5	螃蟹	60.29	+1
6	鸡蛋	410.63	+3
7	蘑菇	39.93	0
8	牛奶	608.89	+3
9	猪肉	15	0
10	大米	170.37	+2
11	虾	27.81	0
12	大豆	570.28	+3
13	番茄	308.91	+3
14	小麦	51.15	+1

患者咽部溃疡1年之久，多种治疗效果不佳，并且在发病期间家属因为患者消瘦，刻意增加鸡蛋、牛奶等营养价值高的食物，导致患者疾病的恶性循环，经久不愈，患者14项食物不耐受检查有9项阳性，其中鸡蛋、牛奶、大豆检测值过高，家属称这些食物都是患者常食用的，蛋白类食物比其他食物免疫原性强，且接触频率越高的食物过敏越重，在停用此类食

物后，患者症状逐渐好转直至痊愈，体重也逐步上升，由此可见，由食物不耐受导致咽部溃疡，诊断明确，此患者消瘦也可能是由食物不耐受引起。

病例点评

食物不耐受还没有引起广泛的重视，且发病隐匿，病程较慢，不容易发现。该患者外院就医高度怀疑恶性肿瘤，所以来我院后并没有第一时间考虑食物不耐受。对于一些长期的、经久不愈的病症，一定要关注食物不耐受检查。一旦明确病因，治疗很简单，忌食半年即可，经济实惠，既治疗了疾病，又节省了四处求医所耗费的人力、物力。

参考文献

1. MULLIN G E，SWIFT K M，LIPSKI L，et al Testing for food reactions：the good，the bad，and the ugly. Nutr Clin Prach，2010，25（2）：192-198.
2. KUNISAWA J，KIYONO H. Aberrant interaction of the gut immune system with environmental factors in the development of food allergies. Curr Allergy Asthma Rep，2010，10（3）：215-221.
3. 谢志贤，刘倩 . 食物不耐受与相关性疾病 . 中华内科杂志，2006，45（2）：150-151.
4. 张浩，钟华，孟宪云，等 . 健康体检者 2962 例 14 种食物不耐受分析 . 中华健康管理学杂志，2011（3）：137-139.

（焦楠）

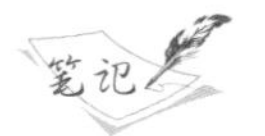

第三章
口腔科

病例 27　肝硬化失代偿期拔牙术后出血

病历摘要

【基本信息】

患者，男，50 岁。主诉“右上后牙拔除术后出血 2 天”收入院。2 年前患者于外院行牙体牙髓治疗时发现右上后牙松动无保留价值，建议拔除。因肝病史，患者转至我院就诊要求拔牙。患者精神状态良好，自动体位；皮肤、黏膜未见明显黄染；腹部轻度饱满，考虑腹水。当日术前常规检查，血常规：WBC 3.48×10^9/L、ENUT% 81.5%、Hb 120.0 g/L、PLT 50×10^9/L、

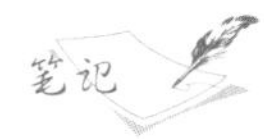

MPV 10.9 fL。凝血项：PT 13.7 s，PTA% 74%，APTT 38.3 s。肝功能生化：ALT 29.2 U/L，AST 39.1 U/L，TBiL 71.4 μmol/L，DBiL 10.5 μmol/L。17 残冠、18 残根，17、18 松动Ⅲ度，牙龈轻度红肿，牙龈退缩至根下 1/3 区，PD 4 ～ 5 mm，无异常渗出，根尖区黏膜未见异常。诊断：① 17、18 慢性牙周炎；② 肝硬化失代偿期。向患者及其家属交代病情，患者及其家属知情同意后行阿替卡因肾上腺素（1.7 mL∶68 mg+17 μg）局部麻醉下 17、18 拔除术，术后止血效果好。拔牙术后医嘱指导。次日凌晨患者开始出现拔牙创出血，门诊复查拔牙创渗血。临床处置：阿替卡因肾上腺素（1.7 mL∶68 mg+17 μg）局部麻醉下拔牙创搔刮，清创后止血海绵至拔牙窝，间断缝合 2 针后压迫止血。术后 40 分钟患者吐出纱布，拔牙创区未见异常渗出。拔牙术后第 2 天凌晨再次出血，急诊就医：右侧术区及腭侧黏膜呈暗红色紫癜。临床处置：局部压迫止血，静脉滴注卡络磺钠 + 呋塞米治疗，为进一步诊治收入院。

既往史：乙型肝炎 20 余年，逐渐发展为肝炎肝硬化。11 年前因上消化道出血行胃镜下止血，4 年前因脾功能亢进（脾亢）血小板低行脾栓塞术，术后出现肝腹水。患者定期于我院中医科复查并治疗肝硬化及腹水。否认高血压、心脏病、糖尿病等慢性疾病史。否认其他传染性疾病史。否认外伤史。否认过敏史。

【体格检查】

体温 36.3 ℃，血压 104/70 mmHg，心率 72 次 / 分，呼吸 19 次 / 分。精神状态佳，自动体位；心肺未见异常，心率齐，皮肤、黏膜未见明显黄染；腹部膨隆，考虑腹水，双下肢无水肿。双侧颌面部对称，颞下颌关节区无明显压痛，张口型、张

口度正常，17、18 拔牙窝可见血凝块，有间断缝合线 2 针，无明显活动性出血，右侧软腭、上颌结节区牙龈及黏膜可见暗红色瘀斑，无明显破溃。上颌牙列 16 ～ 28、下颌牙列 38 ～ 48 存，25、27、36 金属冠修复。口腔卫生较差，牙结石 + ～ + +，以下颌舌侧明显，全口牙不同程度牙龈萎缩，牙龈轻度红肿，舌体活动自如，伸舌居中，双侧腮腺区无压痛、分泌物清亮。颈软，未扪及明显肿大淋巴结。

【辅助检查】

拔牙术前 17、18 X 线片检查（图 27-1）。

拔牙术当日化验提示：WBC 3.48 × 10^9/L，NEUT% 81.5%，Hb 120.0 g/L，PLT 50 × 10^9/L，MPV 10.9 fL；PT 13.7 s，PTA% 74%，APTT 38.3 s；ALT 29.2 U/L，AST 39.1 U/L，TBiL 71.4 μmol/L，DBiL 10.5 μmol/L。入院当日化验提示：PT 15.3 s，APTT 34.4 s。

拔牙术当日腹部 B 超：肝硬化（脾栓术后），脾大，门、脾静脉栓子，门、脾静脉增宽，侧支循环形成，胆囊结石充满型，左侧胸前实性回声——性质待定，腹水——大量，腹部胀气。

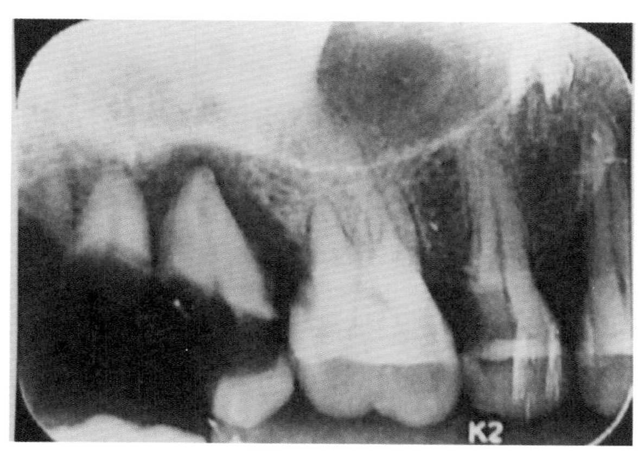

图 27-1　拔牙术前 17、18　X 线光片检查

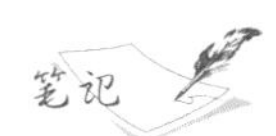

【诊断】

拔牙后出血；肝炎肝硬化失代偿期，乙型；脾功能亢进；腹水；胆囊结石。

【诊断依据】

患者拔牙术后 2 天，有肝炎肝硬化失代偿期病史，凝血功能差，拔牙创口间断渗血，拔牙后出血诊断明确。

【治疗经过】

（1）拔牙术后第 2 天，患者入院。全身给予止血（维生素 K+ 卡络磺钠）、支持治疗，局部压迫止血，口腔拔牙后出血口腔常规护理。当日傍晚出现呕血 200 mL，会诊不排除上消化道出血，即转至内科治疗，给予止血（维生素 K+ 卡络磺钠 + 巴曲亭）、抑酸、降门脉压、抗感染、扩容补液等对症治疗。口内检查及处置：拔牙创持续渗血，凝血酶冻干粉 + 局部压迫止血。

（2）拔牙术后第 3 天，8 am 会诊查看患者口内：术区无渗血，右侧术区腭侧黏膜呈暗红色，紫癜范围增大，但仍未过中线。口内处置：阿替卡因肾上腺素（1.7 mL：68 mg+17 μg）局部麻醉下术区加褥式缝合，凝血酶冻干粉 + 纱卷压迫止血，术区冰敷。对患者及其家属进行口腔护理指导。

（3）拔牙术后第 4 天，凌晨开始再次出现术区渗血。局部压迫止血。排除患者上消化道出血可能，患者转回口腔科。复查血常规：WBC 2.18×10^9/L，NEUT% 77.9%，Hb 84.0 g/L，PLT 40×10^9/L；凝血项：PT 16.4 s，PTA% 58%，APTT 33.5 s；肝功能：ALT 24.1 U/L，AST 30.7 U/L，TBiL 56.9 μmol/L，

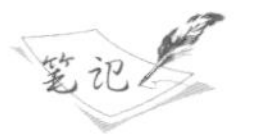

DBiL 9.6 μmol/L。口内检查与处置：右侧术区腭侧黏膜紫癜范围无变化，颜色转淡，术区无渗出。拆除缝合线 3 针后查看拔牙创基本愈合，仅针孔处少量渗血。继续止血（人凝血酶原复合物 + 巴曲亭）、抗感染治疗。

（4）拔牙术后第 5 天，无出血主诉。

（5）拔牙术后第 6 天，1：30 am 再次出现术区渗血，给予纱布压迫止血，6 am 术区止血。

（6）拔牙术后第 7 天，无出血主诉。口内检查：右侧术区腭侧黏膜淡红色，且范围明显减小，术区无渗出。

（7）拔牙术后第 8 天，无出血主诉。停用止血和抗感染药物。

（8）拔牙术后第 9 天，无出血主诉。口内检查：右侧术区腭侧黏膜小面积充血发红，术区愈合良好（图 27-2）。夜间体温升高至 38.9 ℃，给予吲哚美辛栓降温。紧急检查：WBC 4.16×10^9/L，NEUT% 87.2%，Hb 100.0 g/L，C 反应蛋白 8.0 mg/L，考虑腹腔感染，转至肝病消化内科继续治疗。

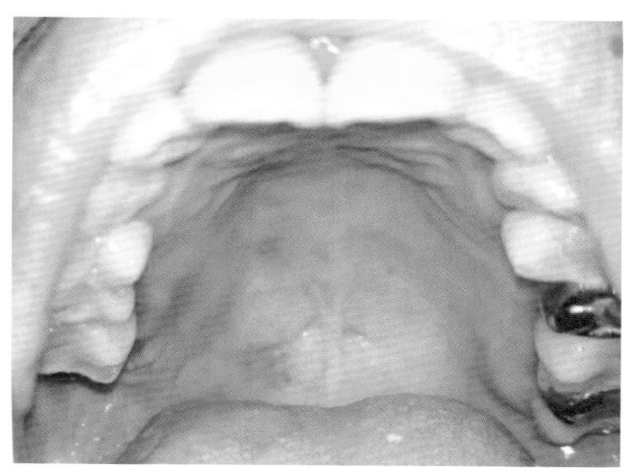

图 27-2　术后第 9 天口内黏膜情况

【随访】

拔牙术后 1 个月，门诊复查，拔牙术区黏膜完全愈合，无异常（图 27-3）。

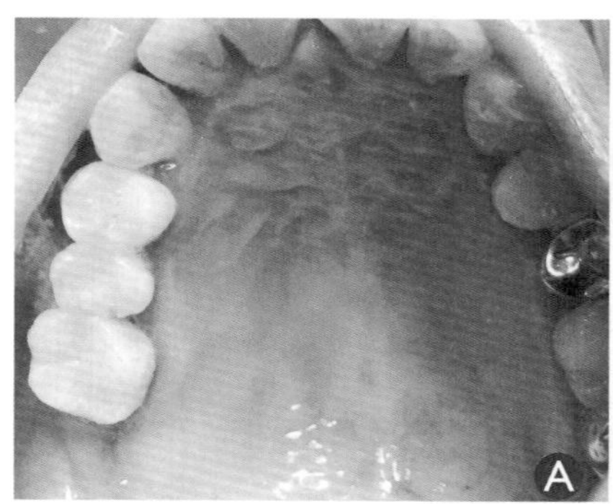

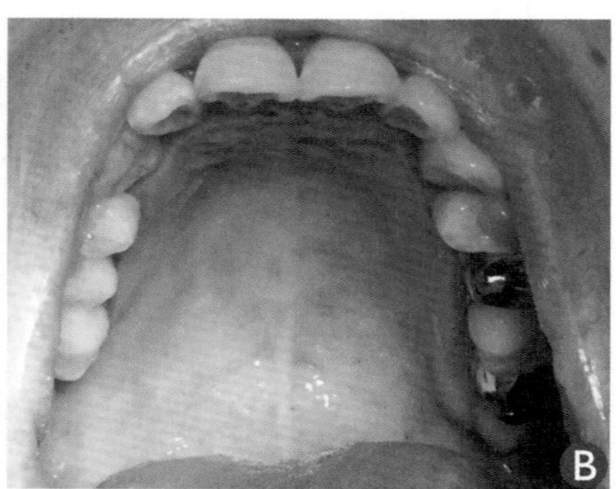

A. 术后 1 个月复查口内拔牙创情况；B. 术后 1 个月复查口内黏膜情况。

图 27-3　术后 1 个月复查口内情况

病例分析

1. 肝硬化患者拔牙术前评估

肝硬化患者临床上是否能够进行拔牙术，要进行系列的术前评估后才能够判断。

（1）患者拔牙意愿：因肝硬化患者的凝血系统异常，拔牙存在出血倾向，与患者充分交代病情十分必要。术前告知患者及其家属拔牙风险，沟通拔牙后出血自行处置方法，做好医方术后出血处理准备。此患者因松动牙齿影响进食 2 年余，拔牙意愿强烈，术前知情同意工作完善，术后出血处置及时，患者就医满意度高。

（2）实验室检查：通过血标本检查指标初步判定肝硬化患者拔牙手术的耐受程度。

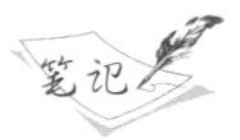

1）肝功能：ALT 与 AST 体现肝细胞损伤的情况，检测肝功能排除患者乙型病毒性感染的进展情况，预测肝损伤状态。若患者 ALT 与 AST 显著升高，处于急性病毒性感染期间，应暂缓拔牙。此患者转氨酶的两项指标均处于正常值内，考虑可耐受拔牙治疗。

2）血常规：指标中，PLT 能够对血小板生成及衰亡进行直接反映。此患者于 4 年前因脾亢血小板低行脾栓塞术后，MPV 为 10.9 fL 处于正常水平，说明机体骨髓造血功能正常。PLT 持续处于较低的状态，考虑与肝硬化病情相关，但患者代偿期病程控制良好，考虑可耐受拔牙治疗。

3）凝血项：常规凝血检查主要用于评估肝硬化患者的出血倾向。APTT 和 PT 分别是内、外源凝血系统较为灵敏和最为常用的筛选试验，APTT 和 PT 值的延长提示患者体内肝硬化出血的潜在风险，此患者 PT13.7 s，PTA% 74%，APPT 38.3 s，略高于正常值，结合肝功能检查，尽管处于失代偿期，但肝功能损伤程度不大，可考虑拔牙治疗。

（3）拔牙难度：患牙手术难度小，操作时间短，术中创伤小，术后反应轻。患者可耐受，可考虑拔牙。

2. 肝硬化失代偿期拔牙的经验与教训

由于肝硬化失代偿期患者的凝血酶原和凝血因子合成障碍、毛细血管脆性增加，使肝硬化失代偿期一直被临床界定为拔牙相对禁忌。结合以往的临床经验，笔者认为肝硬化患者若转氨酶等肝功能指标基本正常、PTA% 60% 以上、PLT50 $\times 10^9$/L 以上即可耐受简单的拔牙手术。但此例患者拔牙术后出血提示：①失代偿期的肝硬化患者的临床各项指标仅为参考，拔牙

手术仍需慎重；②拔牙术前全身应给予促凝血药物治疗；③术后出血的概率与牙齿周围的肉芽组织量有关，与牙齿的松动度无关；④拔牙宜单颗处理为宜，拔牙创口增加可提高术后出血风险。

3. 肝硬化失代偿期拔牙术后出血的治疗注意事项

（1）拔牙手术前、后均应静脉给予促凝血药物，预防术后出血。

（2）拔牙术宜选用含肾上腺素的麻药进行局部麻醉，减少术区出血，便于手术操作。

（3）拔牙创处理：牙齿拔除后，搔刮干净肉芽组织，置入碘伏纱条或止血海绵，将两侧牙龈行褥式缝合处理。

（4）拔牙术后若持续止血，局部处理以蘸取止血粉的纱卷压迫止血、术区冰敷为主，不能采用二次缝合、激光烧灼等方式。

（5）拔牙术后凝血机制恢复缓慢，长时间纱布压迫止血，易导致术区感染。

（6）关注拔牙术后出血患者的口腔护理，有助于术区感染的防治。

（7）拔牙术后出血，因血液和大量唾液混合，患者常误以为出血量很多而产生恐惧，应及时做好患者心理疏导。

病例点评

此例患者为肝硬化失代偿期患者，尽管患者生命体征平稳，临床上仍要谨慎选择有创治疗，尤其口腔菌群环境复杂，

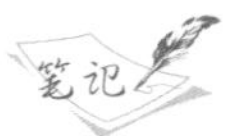

若患者术后护理不当极易造成术后出血，并继发感染，务必及时进行抗感染治疗。拔牙创渗血常与唾液混合，出血量易误判，与上消化道出血混淆，造成漏诊误诊，临床上注意鉴别。一旦肝硬化患者出现拔牙后出血的情况，治疗原则仍以全身促凝药物的应用和局部压迫止血为主。

参考文献

1. 李静，祁兴顺，李宏宇，等.常规凝血检查预测肝硬化出血的临床价值.中国肝病杂志（电子版），2017，9（2）：10-14.
2. 张志愿.口腔颌面外科学.7版.北京：人民卫生出版社，2016：131-132.
3. 胡开进.牙及牙槽外科学.北京：人民卫生出版社，2016：287-289.
4. 王岚，张桂珍，丁霞芬，等.肝硬化患者口腔护理的临床研究进展.实用临床护理学杂志，2017，2（21）：47、55.

（郭莹）

病例 28 腮腺腺样囊性癌合并艾滋病

病历摘要

【基本信息】

患者，女，55 岁。主诉“发现右颊部肿物 3 年，生长加快 6 个月”收入院。3 年前发现右面部有一肿物，指甲大小，后逐渐增大至鸡蛋大小，未破溃，无疼痛、麻木等不适感，未曾治疗，自觉影响美观，来我院就诊。患者自发病以来精神好、睡眠佳，食欲尚可，大小便正常，体重无明显变化。

既往史：获得性免疫缺陷综合征病史 6 年余，定期化验检查监测，病情稳定，未行抗病毒治疗。否认高血压、糖尿病、心脏病等慢性疾病史。否认梅毒、乙型肝炎、丙型肝炎等其他传染性疾病。否认血液性疾病。否认过敏史。10 年前行剖宫产手术，术中有输血史。

【专科检查】

患者自主体位，表情自如，右侧耳下区明显膨隆，表面皮肤颜色正常，皮温不高，可扪及一椭圆形肿物，大小 4 cm × 4 cm × 3 cm，表面不平，呈结节状，质地较韧，界线不清楚，活动度差，无明显触痛，开口度、开口型正常，查口内右侧腮腺导管口处无红肿，挤压可见清亮液体溢出，双侧颈部、颌下、颏下未扪及明显肿大淋巴结（图 28-1）。

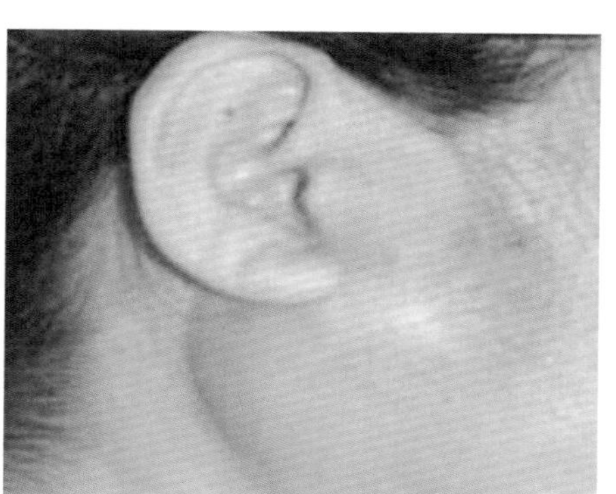

图 28-1 术前患者照片

【辅助检查】

实验室检查：血常规、肝肾功能、凝血项均在正常范围内，$CD4^+$ T 淋巴细胞计数 469 个 /μL，HIV 病毒载量 6700 copies/mL。

头颈部 MRI（外院）：右侧腮腺肿物，恶性程度较大；头颈部多发 HIV 相关淋巴结肿大（部分囊性变）。

【诊断】

初步诊断：右侧腮腺肿物待查（腺样囊性癌可能性大）；获得性免疫缺陷综合征，无症状期。

【诊断依据】

患者为中年女性，既往诊断获得性免疫缺陷综合征（艾滋病）病史 6 年，面部肿物 3 年，生长加快 6 个月，肿物界线不清楚，活动度差，头颈部 MRI 检查结果等符合该病诊断。

【治疗经过】

（1）术前准备：①胸腺法新皮下注射，提高机体免疫状态；②请感染科会诊指导治疗：无症状期感染可行手术治疗，术后启动艾滋病抗病毒治疗。

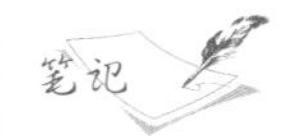

（2）手术治疗：全身麻醉下行“右腮腺肿物及全腮腺切除术 + 面神经解剖术”，完整摘除肿物及全腮腺，同时摘除腮腺周围肿大淋巴结 2 枚。术中保留面神经，未行颈淋巴结清扫术。术后肿物、腮腺及淋巴结送病理，确定诊断为右侧腮腺腺样囊性癌 T_2N_0 m_0（图 28-2）。

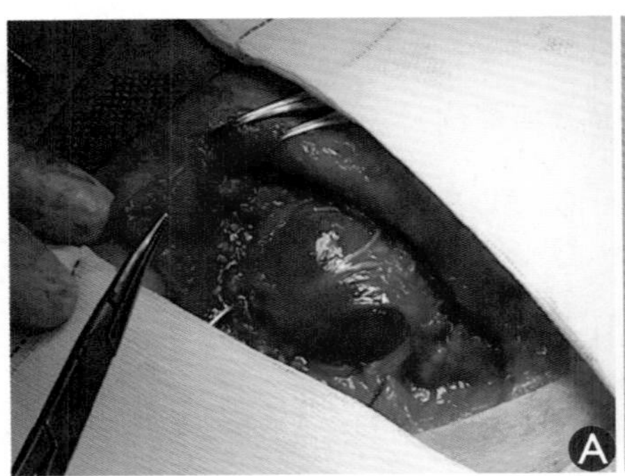

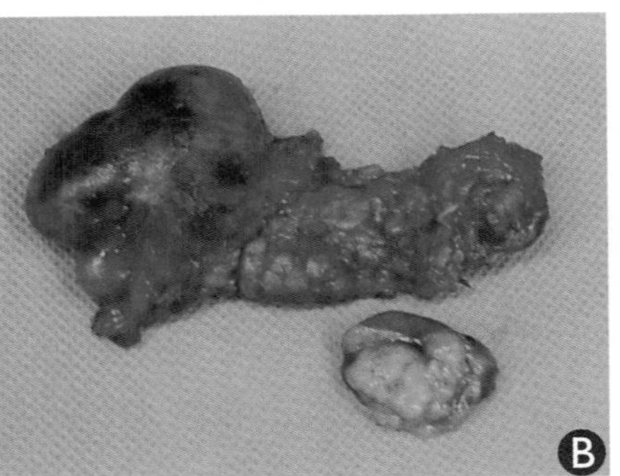

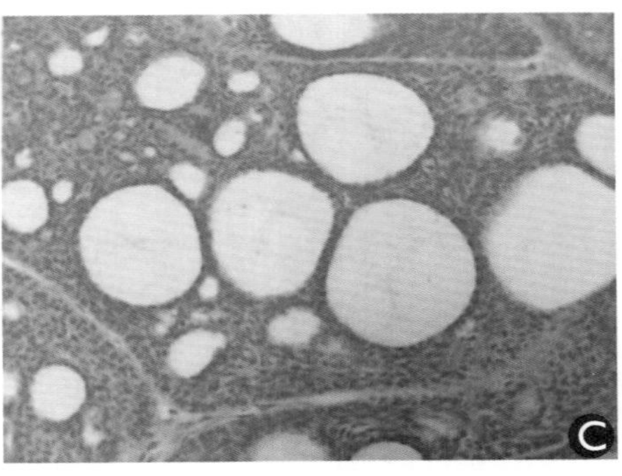

A. 术中所见面神经下肿物；B. 肿物、腮腺及淋巴结标本；C. 病理镜下所见。
图 28-2　术中肿物、标本及病理结果

（3）术后治疗：①患者于术前 24 小时起至术后 4 天给予哌拉西林钠舒巴坦钠及替硝唑预防感染，术区置负压引流管，补液、镇痛、止血对症治疗，局部加压包扎。②术后第 2 天拔除引流管，术后第 10 天拆线，伤口愈合良好，未出现面部功能障碍等症状（图 28-3）。③术后第 3 天在感染科指导下启

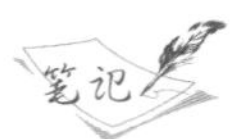

动高效抗反转录病毒治疗（highly active antiretroviral therapy，HAART），术后第 7 天开始行基因生物学靶向治疗，治疗方案：腺病毒为载体的单纯疱疹病毒胸苷激酶（ADV-TK）局部注射 + 注射后 36 小时更昔洛韦（GCV）静脉滴注 12 ～ 14 天，3 个疗程（图 28-4）。

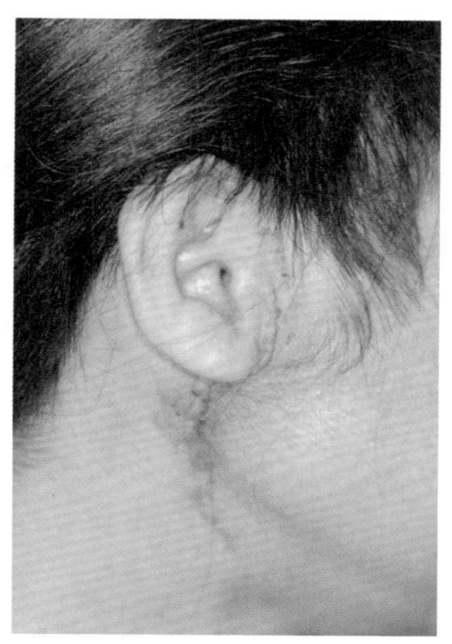

图 28-3　术后 10 天拆线后

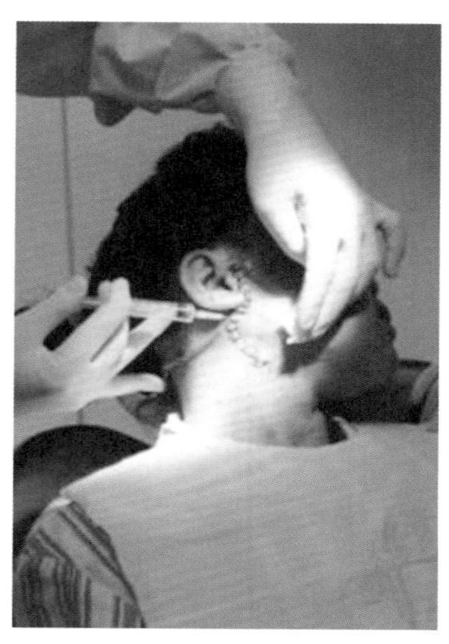

图 28-4　基因治疗术中

【随访】

电话随访至今 10 年未复发。

病例分析

1. 腺样囊性癌的特点

腺样囊性癌又称圆柱瘤，在唾液腺恶性肿瘤中占 24%，女性稍多见，最多见的年龄为 40 ～ 60 岁。临床表现：肿瘤早期以无痛性肿块为多，少数病例在发现时即有疼痛，疼痛

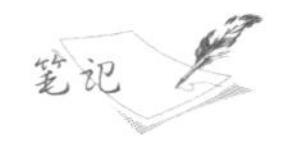

性质为间断或持续性。病程较长，数月或数年。肿瘤大小多在1～3 cm。肿块呈圆形或结节状，光滑。侵袭性极强，多数与周围无界限，活动度差，有的较固定且与周围组织有粘连。肿瘤常沿神经扩散，出现疼痛、面瘫、舌麻木等神经症状。易侵入血管，血运转移率高达40%，多转移至肺部。

2. 腮腺腺样囊性癌与艾滋病的关系

近10年随着抗病毒治疗的开展，艾滋病相关的机会性感染得到了有效的控制，艾滋病患者的存活率明显提高，随着病程的延长，恶性肿瘤已成为艾滋病患者的主要死亡原因。有研究表明，HIV攻击免疫系统后常在腺体组织上有体现，而腮腺作为口腔三大唾液腺之首最易发生，临床上腮腺腺样囊性癌与艾滋病有着密切的联系。

3. 治疗方案

（1）腮腺腺样囊性癌的手术方案：常规治疗以手术治疗为主，术中要完整摘除肿物及相关唾液腺，并摘除周围肿大淋巴结，侵犯面神经者将面神经一并切除。手术复发率较高，术后辅助放疗、化疗，以降低术后复发率和远处转移率。该病例术中保留了面神经，未行颈淋巴结清扫术，术后未行放疗、化疗。

（2）艾滋病的HAART治疗方案：应用齐多夫定（AZT）＋拉米夫定（3TC）＋奈韦拉平（NVP）。

（3）基因生物学靶向治疗方案：将含5×10^{11}个病毒颗粒ADV-TK溶于20～30 mL 0.9%生理盐水，行术区及周边多点注射，并行周围淋巴区域注射。基因注射36小时后给予GCV，按5 mg/kg溶于250 mL 0.9%生理盐水静脉滴注，每日

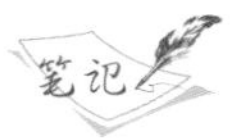

2次，共12～14天。以上为1个疗程，共治疗3个疗程，每疗程间隔5天。

4. 腮腺腺样囊性癌合并艾滋病的治疗方案分析

艾滋病患者免疫功能低下，好发唾液腺恶性肿瘤，且常难以承受术后放疗、化疗带来的不良反应，故常导致复发率和转移率升高。针对该类患者的治疗应采取综合治疗和个体化治疗原则，以避免导致严重创伤。

手术治疗是腮腺腺样囊性癌最主要的治疗手段，虽然该病对神经有较高的侵犯性，但是越来越多的手术报道提倡保留面神经，具体到每位患者是否保留面神经还要综合考虑。对于没有面神经受累的患者，可行密切随访，不必常规行颈部淋巴结清扫术。本病例患者为女性，术前检查无面神经受损症状，且该患者为中度免疫抑制状态无法耐受大创伤的操作，故予以保留面神经，术中未行颈部淋巴结清扫术，术后也未行放疗、化疗。

针对术后细胞残存、复发的问题，本例患者采用安全性好、不良反应小的基因生物学靶向治疗来解决。有研究表明，ADV-TK联合GCV是一种安全、有效的治疗恶性肿瘤的手段。ADV-TK能够直接抑制肿瘤生长，胸苷激酶（TK）通过重组腺病毒（ADV）为载体转入肿瘤细胞中表达，在GCV参与下TK转化单磷酸核苷为三磷酸核苷，并与肿瘤新生DNA链结合，干扰DNA合成而杀死癌细胞。本病例通过ADV-TK/GCV作用机制，使注入的基因颗粒与残留肿瘤细胞尽量完全转染，最终达到彻底消除病灶、根治肿瘤的目的。

$CD4^{+}$ T淋巴细胞计数对HIV阳性患者的手术风险评估

有重要意义，依据 CD4$^+$ T 淋巴细胞的检测结果，确定免疫系统功能损伤的程度。在排除手术禁忌后，保守设计手术治疗方案。

（1）CD4$^+$ T 淋巴细胞计数 ≥ 350 个 /μL，为轻度免疫抑制状态。手术治疗，术后 HAART 结合基因治疗。

（2）200 个 /μL ≤ CD4$^+$ T 淋巴细胞计数 < 350 个 /μL，为中度免疫抑制状态。暂缓手术治疗，首选在提高患者免疫状态的同时采取其他保守治疗方法。

（3）CD4$^+$ T 淋巴细胞计数 < 200 个 /μL，为重度免疫抑制状态。优先 HAART，待 CD4$^+$ T 淋巴细胞计数有所提升后，再根据免疫状态的恢复情况采取相应抗肿瘤治疗。已经开始 HAART 的患者，围手术期需要持续服用抗病毒药物。

为减少手术部位感染发生率，常规手术患者在围手术期均考虑预防性应用抗生素。艾滋病患者免疫功能低下，易发生致命性的机会性感染，更需预防性应用抗生素，且使用抗生素的时间要长于普通患者，建议术前 24 小时至术后 4 天持续使用药物预防感染。

病例点评

艾滋病患者颌面部恶性肿瘤发病率较高，且患者免疫功能低下，在治疗方案的选择上要慎重。扩大范围切除术、放疗、化疗等治疗方案创伤大，对机体耐受性要求高。因此，对艾滋病患者来说，手术 + 基因生物学靶向治疗 + 抗 HIV 病毒治疗的综合治疗方案成为安全、可行的替代治疗手段，并在临床上

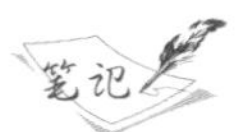

取得满意的疗效，达到了提高患者术后生存质量的目的。

参考文献

1. 夏咸军，刘保池．艾滋病与恶性肿瘤．上海医药，2013，34（16）：11-14.
2. 王潇，陈世璋．腺病毒为载体的单纯疱疹病毒胸苷激酶 / 更昔洛韦联合手术治疗艾滋病合并唾液腺恶性肿瘤的初步观察．北京医学，2014，36（12）：1039.
3. 李立新，李宁．局部应用 ADV-TK 基因防止裸鼠肝癌切除后转移复发的实验研究．中华普通外科杂志，2008，23（6）：454-456.

（王潇）

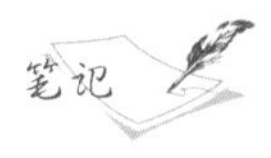

病例 29　下颌阻生齿伴艾滋病

病历摘要

【基本信息】

患者，男，30 岁。主诉“右下智齿食物嵌塞 1 年，反复疼痛不适 3 个月”就诊。1 年前在外院体检时发现右下智齿萌出，因反复出现食物嵌塞，建议拔除，但因个人原因一直未予处理。3 个月前患者出现右下智齿牙龈肿痛症状，自行口服抗生素 1 周后症状好转（具体用药及剂量不详），此后间断出现轻微疼痛 2 次，均自行缓解，现患处无明显不适，要求拔除。

既往史：3 年前确诊为艾滋病，规律服用抗病毒药物；否认高血压、糖尿病、心脏病等慢性疾病史，否认梅毒、乙型肝炎、丙型肝炎等其他传染性疾病，否认血液性疾病，否认过敏史。

【专科检查】

颌面部基本对称，张口型、张口度正常，48 近中水平中位阻生，可见部分牙冠萌出，无明显龋损，叩（–），不松，局部牙龈无红肿，扪无疼痛；47 牙体远中无明显龋损，叩（–），不松，牙龈未见异常；18 正位萌出；双侧颈部、颌下、颏下未扪及明显肿大淋巴结。

【辅助检查】

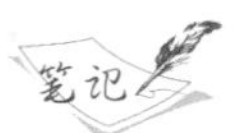

全血细胞分析：WBC 6.8×10^9/L，PLT 197×10^9/L，Hb

134 g/L，中性粒细胞百分率 65.3%，淋巴细胞百分率 23.6%。凝血功能：PT 11.2 s，PTA 88%。辅助性 T 细胞亚群 Th1、Th2 细胞检测：$CD4^+$ T 淋巴细胞计数 536.39 个 /μL；HIV 病毒载量 TND；HBsAg 0.511 COI（–）；梅毒螺旋体抗体 0.174 COI（–）；丙型肝炎病毒抗体 0.347 COI（–）。

曲面断层片（图 29-1）：48 中位水平阻生，48 最低处约位于 47 远中根上 1/3，牙根距离右侧下颌神经管有一定距离。

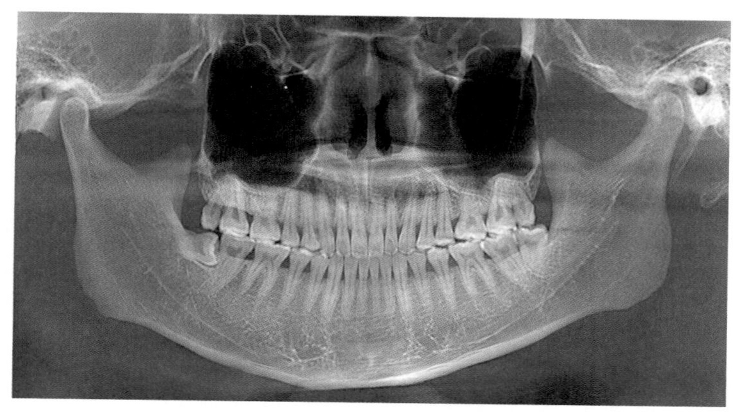

图 29-1　曲面断层片

【诊断】

48 中位水平阻生齿；获得性免疫缺陷综合征，无症状期。

【诊断依据】

临床检查及结合曲面断层片中可明确诊断。

【治疗经过】

（1）术前准备：术前 24 小时预防性应用抗生素，头孢呋辛酯片 0.25 g 口服，每日 2 次。

（2）手术治疗：盐酸利多卡因注射液（5 mL∶0.1 g）行

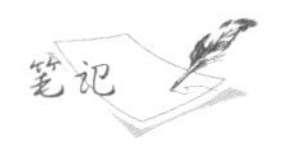

右侧下牙槽神经阻滞麻醉，阿替卡因肾上腺素注射液（1.7 mL：68 mg+17 μg）行 48 局部浸润麻醉，麻醉满意后，消毒铺巾，沿 48 远中做延长切口约 1 cm，再沿 48 颊面往近中分离牙龈、黏骨膜瓣与牙面，至 47 远中龈沟，充分翻瓣暴露 48；利用快速手机去除 48 近中阻力，牙挺增隙挺松，拔除患牙；冲洗伤口，缝合，压迫止血。右下智齿拔除过程（图 29-2）。

（3）术后处理：拔牙后医嘱，头孢呋辛酯片预防感染 3 天；1 周后复查、拆线（图 29-2H）。

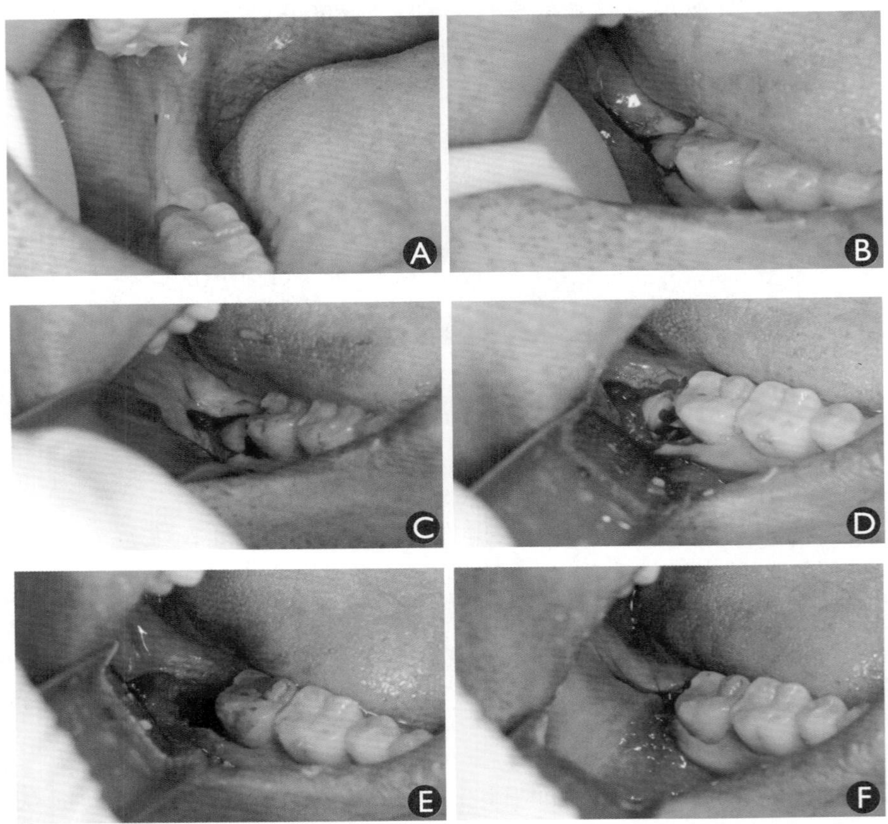

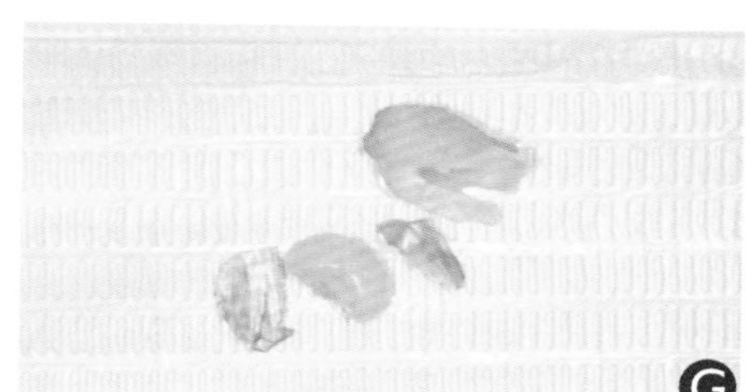
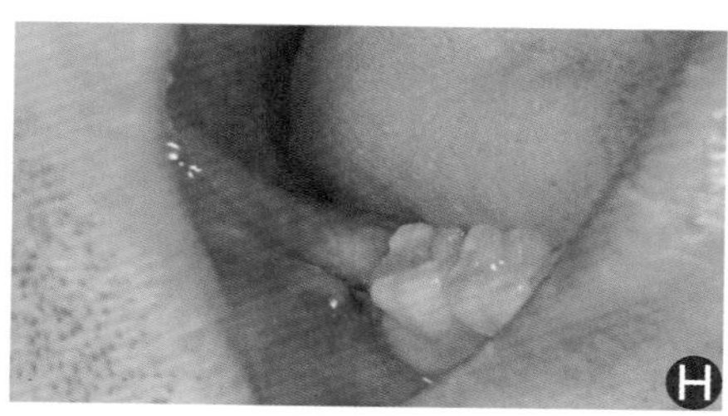

A. 右下智齿口内观；B. 切口设计；C. 翻瓣；D. 快速手机去除近中阻力；E. 拔除智齿，搔刮牙槽窝；F. 缝合；G. 检查智齿完整性；H. 术后 1 周复查（拆线）。

图 29-2 右下智齿拔除过程

病例分析

1. 下颌阻生智齿拔除的常见原因

下颌第三磨牙（简称智齿），一般是在 16 岁或之后萌出，在我国 16 ～ 25 岁人群中，其萌出率约为 55%，在萌出的下颌阻生智齿中阻生和错位约占 44%，其中下颌约为上颌的 2.5 倍。下颌阻生智齿常见的拔除原因如下：①在下颌智齿萌出过程中引起冠周局部软组织急性或慢性炎症；②下颌阻生智齿本身有龋坏；③颌骨发育不足，下颌智齿萌出时位置异常，以近中斜位阻生最为常见，牙冠顶住邻牙远中面易导致龋坏，或压迫邻牙牙根破坏吸收导致松动、酸痛、咬合乏力等；④下颌智齿的发育是牙源性囊肿及肿瘤的潜在病源；⑤正畸治疗、颌骨发育异常、放疗前准备等治疗需要拔除阻生智齿；⑥下颌智齿异常萌出还可诱发颞下颌关节疾病。

2. 下颌阻生智齿拔除过程的阻力分析

术前尽可能精准地分析下颌阻生智齿的阻力是顺利完成拔牙手术的重要前提。拔牙过程中的阻力主要包括冠部阻力、根

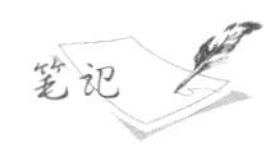

部阻力、邻牙阻力，冠部阻力还可分为软组织阻力和骨组织阻力；根部阻力主要与牙齿倾斜度、牙根形态、根尖形态、周围骨组织疏密度密切相关；邻牙阻力则主要指挺出下颌阻生智齿过程中如未解除前倾、水平位冠部、根部骨阻力，智齿牙冠因向前抵触于邻牙远中面而不能继续挺出者。

3. 下颌阻生智齿拔除过程中的注意事项

下颌阻生智齿由于其特殊的位置和解剖结构，手术难度较大，故应术前做好妥善全面的手术预案。①由于部分下颌智齿常紧邻下牙槽神经，拔除过程中可能损伤该神经导致的下唇麻木；②部分智齿可能合并不同程度囊源性病变，操作时易引起下颌骨骨折，需注意避免暴力；③下颌智齿或牙根还容易进入邻近软组织腔隙，如咽旁、翼颌间隙等，一旦出现并继发感染可导致咽侧壁红肿、扁桃腺肿大，引起呼吸不畅；④严重的甚至可突破口咽腔范围，波及颈下、纵隔、心包区域，导致生命危险。

4. 艾滋病患者手术的适应证

目前关于艾滋病患者手术适应证的报道不多，有研究表明艾滋病患者适宜手术的指征为：①无近期持续低热、消瘦、腹痛、腹泻，精神状态与健康人一样；②无全身多发性脓肿卡波西（kaposi）肉瘤，黏膜无霉菌感染，无全身多处淋巴结肿大；③肺部X线片无阳性发现；④血常规检查：WBC ＜ 10×10^9/L，Hb ＞ 80 g/L；⑤ $CD4^+$ T 淋巴细胞计数＞ 300 个 /μL。另外，还有研究认为，$CD4^+$ T 淋巴细胞计数＞ 350 个 /μL，可与一般患者具有相同的手术范围适应证；如果 $CD4^+$ T 淋巴细胞计数 200 ～ 350 个 /μL，则需要详细检查是否合并其他并发症，

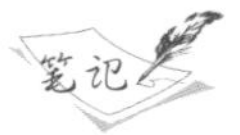

必要时需适当缩小手术范围或能够术中维持生命体征平稳，使手术创伤不严重；如果合并其他并发症，必须严格评估手术风险，在能够控制其他并发症的基础上制定手术方案。

病例点评

此患者为下颌近中阻生智齿拔除的典型病例，但因患者合并艾滋病，有其特殊之处。①需对艾滋病患者进行全面评估，谨慎排查手术禁忌证。②充分了解拟拔除患牙的局部情况，评估拔除难度，做好术前准备工作。为降低患者术后感染发生率，围手术期必须预防性应用抗生素。③口腔操作过程中接触血、唾液机会较多，职业暴露风险高，操作过程中应完善消毒隔离，严格无菌操作，预防交叉感染。

参考文献

1. O D OSUNDE，B D SAHEEB，G O BASSEY. Indications and risk factors for complications of lower third molar surgery in a Nigerian teaching hospital. Ann Med Health Sci Res，2014，4（6）：938-942.
2. 张书宇，汪湧，徐颖 . 右下智齿拔除原因及时机分析（附 200 例报告）. 中国实用口腔科杂志，2015，8（4）：236-239.
3. 温科，李风兰，孙睿 . 口腔颌面外科患者合并人类免疫缺陷病毒感染的围手术期管理 . 中国药物与临床，2015，15（7）：972-973.
4. 刘保池，张磊，苏锦松，等 . HIV 感染者围手术期营养支持治疗 . 中华消化外科杂志，2014，13（1）：44-46.

（林璐）

病例 30 唇黏液囊肿伴艾滋病

病历摘要

【基本信息】

患者，女，32 岁。主诉“发现左下唇黏膜透明小疱 4 个月”就诊。患者于 4 个月前曾咬伤下唇，伤口愈合后发现下唇开始出现透明小疱，无明显疼痛，破裂后有黏稠液体出现，小疱消失，但不久此处再次出现透明小疱，随即至我院就诊。

既往史：否认高血压、心脏病、糖尿病等慢性疾病史。否认药物过敏史。3 年前发现 HIV 感染，服用抗病毒药物，治疗后病情稳定，定期复查。

【专科检查】

口腔卫生良好，左侧下唇黏膜见半球形隆起的囊泡，边缘清晰，基底部可活动，大小 0.8 cm × 0.8 cm，半透明状，质地较软有弹性，扪诊无疼痛（图 30-1）。腮腺、颌下腺、舌下腺导管口无红肿，分泌物清亮，口内其余黏膜未见异常。颏下、下颌下及颈部未扪及肿大淋巴结。

【辅助检查】

血常规：WBC 6.42×10^9/L，NEUT% 62.2%，PLT 140×10^9/L，凝血项：PT 11.6 s，PTA% 90%，肝功能：ALT 35.2 U/L，AST 25.3 U/L。辅助性 T 细胞亚群 Th1、Th2 细胞检测：$CD4^+$ T 淋巴细胞计数 361.08 个 /μL；HIV 病毒载量 TND。

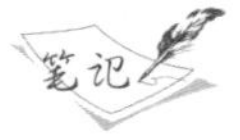

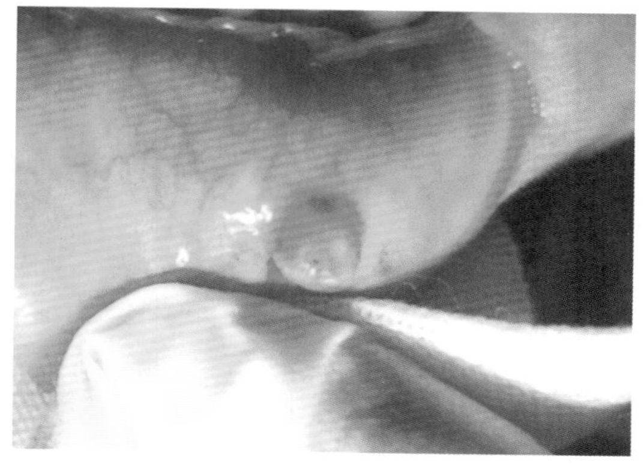

图 30-1 左下唇黏液囊肿术前

【诊断】

左下唇黏液囊肿；获得性免疫缺陷综合征，无症状期。

【诊断依据】

小唾液腺黏液囊肿临床表现通常有以下几点：①有反复发作史；②好发于下唇、舌尖、舌下及颊黏膜；③口腔黏膜下小的透明泡状肿物，境界清楚，基底部可活动；④有局部咬伤史；⑤破裂后流出透明无色黏液史；⑥有局部咬伤史；⑦破裂后流出透明无色黏液史；⑧一般直径在 0.5 ～ 1 cm。此患者症状典型，符合黏膜囊肿的临床表现。

【治疗经过】

（1）术前准备：术前完善检查，排除手术禁忌。术前 1 天口服替硝唑片 1000 mg 口服，每日 1 次（首次加倍），预防感染。

（2）手术治疗：消毒铺巾，阿替卡因肾上腺素注射液（1.7 mL∶68 mg+17 μg）局部麻醉下，应用铒（Er）激光完整切除左下唇黏液囊肿，摘除与囊肿相连的腺体组织，防止复发；切除后钕（Nd）激光局部理疗，未行缝合处置。病理诊断

为：（下唇黏膜）符合黏液囊肿伴局灶慢性炎症，周围见少量涎腺组织。摘除黏液囊肿治疗过程，见图 30-2。

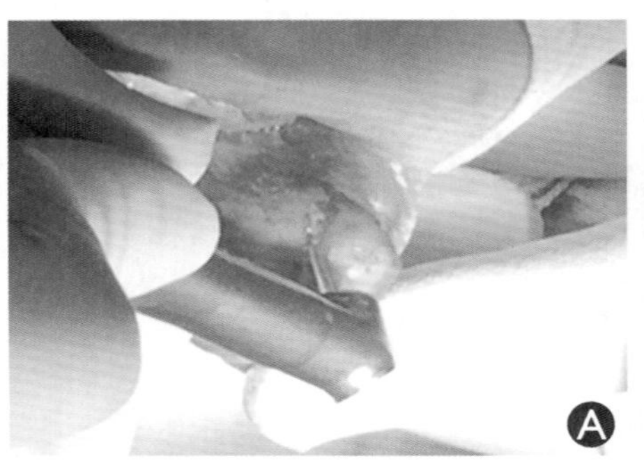
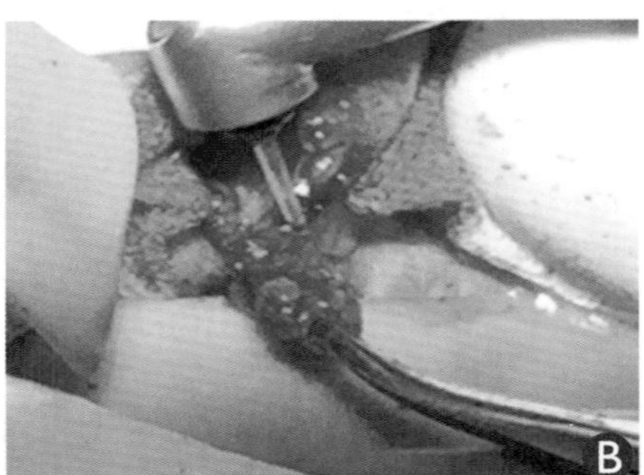
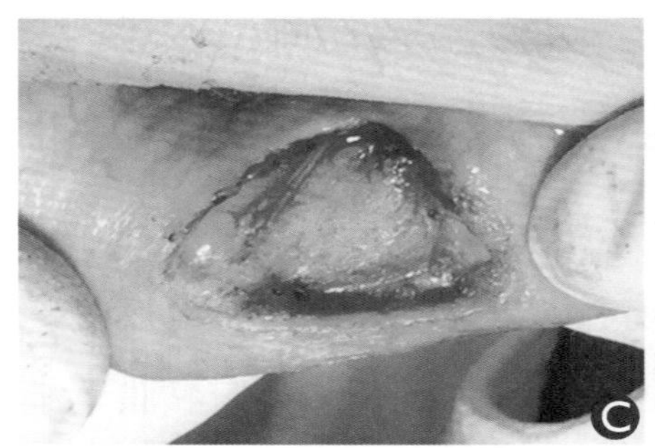
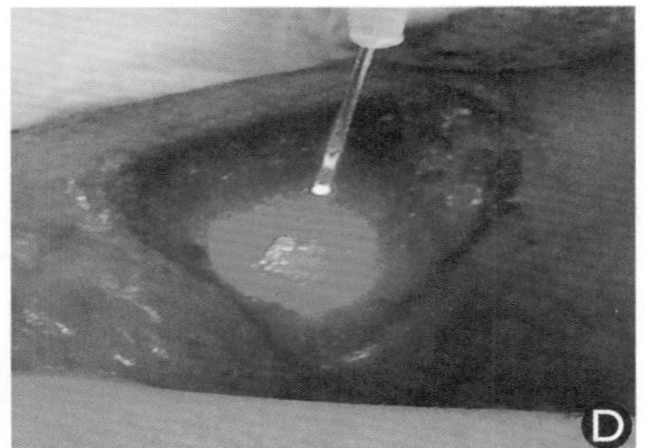
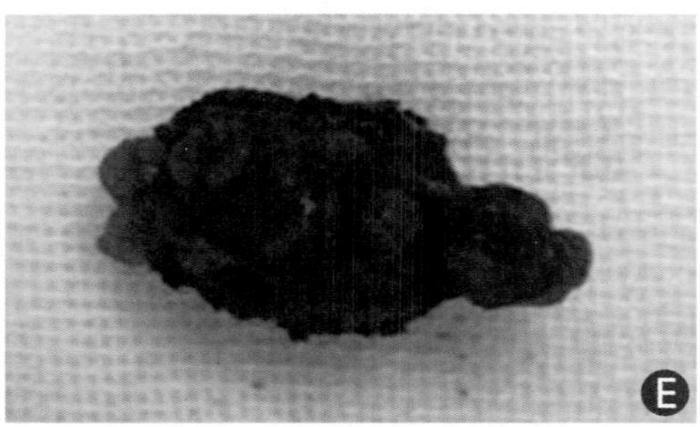

A. 术中摘除黏液囊肿；B. Er 激光摘除囊肿及相连的腺体；C. 左下唇黏液囊肿切除术后；D. Nd 激光局部理疗；E. 囊肿及腺体标本。

图 30-2　唇黏液囊肿摘除手术过程及标本

（3）术后处理：①术后应用 Nd 激光局部理疗 3 天；②继续口服替硝唑片预防感染 3 天；③康复新液每日 3 次湿敷，连续 10 天。

【随访】

术后 1 个月门诊复查，左下唇黏膜完全愈合，无异常（图 30-3）。

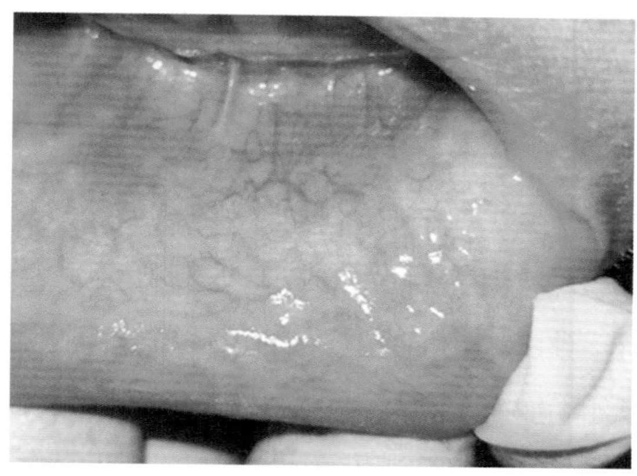

图 30-3 术后 1 个月左下唇黏膜情况

病例分析

1. 唇黏液囊肿的治疗

（1）简单方法：抽尽囊液，注入 2% 碘酊，0.2 ～ 0.5 mL，停留 2 ～ 3 分钟，再将碘酊抽出。目的是破坏上皮细胞，使其失去分泌功能不再形成囊肿，但复发率较高。

（2）手术切除：是常用的方法。局部麻醉下做纵向切口，在囊壁外面顿、锐性分离囊壁，取出囊肿。反复损伤的黏液囊肿可形成瘢痕并与囊壁粘连，不易分离。此类病例可在囊肿两侧做梭形切口，将瘢痕、囊肿及其邻近组织一并切除，直接缝合创口。

（3）激光治疗：激光切除小唾液腺黏液囊肿是一种新型的

治疗方法。激光局部麻醉下摘除黏液囊肿，具有出血少、创伤小、不易复发、感染率小、操作简便的特点，是临床上较为理想的治疗方案。

2. HIV 唇黏液囊肿的手术方法选择及优势

艾滋病患者免疫力较低下，常规手术方法创伤相对较大，简单抽尽囊液的方法复发率又高。因此，采用了 Er 激光联合 Nd 激光摘除黏液囊肿，术后辅用康复新液促术区愈合的方法。

（1）Er 激光应用于口腔外科手术的优势。首先，Er 激光具有良好的杀菌性，其机制主要有以下几方面：①水分子吸热分裂，产生大量的氢氧根自由基和氧自由基，其中氧自由基也有一定的杀菌能力。②细菌细胞壁可维持细菌固有外形，并保护细菌抵抗低渗环境，起到屏障作用，Er 激光可减少细菌细胞壁的脂多糖产生，从而产生杀菌作用。③细菌微生物内的水分吸收能量后在极短时间内气化，使细菌内部压力升高产生微爆破，致使细胞死亡。Er 激光照射区软组织吸收高能量被气化，激光热效应使周围小血管封闭，从而减少术中出血，缓解术后血肿。Er 激光切割软组织无痛或疼痛较轻，术后无须缝合，瘢痕形成较少。

（2）Nd 激光的特点适用于口腔外科手术。① Nd 激光照射可使术区产生光热、光化学、光电磁效应，局部分子结构及运转发生变化，改善血运，增强抗感染能力，缩短疗程、加快愈合。② Nd 激光产生的瞬间热效应，可破坏术区神经末梢，抑制传导神经冲动，具有消炎、镇痛的效果。③ Nd 激光光纤柔软、纤细，非接触式照射方式，加之红光指示，能够准确定位，使热效应局限，发挥更高的效能。

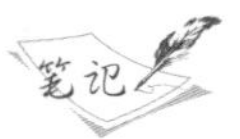

（3）康复新液局部湿敷，可促进激光术后的创面愈合。康复新液中含有提高人体免疫功能的多种生物活性物质及多种促生长因子等有效成分，促创面愈合方面疗效肯定。同时，其液体剂型可含漱可外敷，局部给药吸收更快，增强疗效。

对于 HIV 感染的患者而言，选择激光联合康复新液湿敷损伤小、出血少、无痛、无须缝合，愈合快。因此，此方案安全、可靠、有效。

3. 艾滋病患者唇黏液囊肿的临床经验

艾滋病患者要做好术前评估，若囊肿较大、免疫力极低下，建议术中缝合，术前、术后应用抗生素预防感染，以保证患者安全。在使用激光切除囊肿时，Er、Nd 激光都可用于切除唇黏液囊肿。Er 激光能量小，囊肿不宜破，容易完整切除，减少复发；Nd 激光出血量小，术中视野更好。

病例点评

此疾病易诊断，治疗方法选择较多。对于艾滋病患者来说，创伤小、愈合快仍为手术治疗的主要原则，激光因具有促循环、抑菌、镇痛、抗炎等优势，易被患者所接受。目前激光已成为艾滋病患者口腔颌面部小肿物切除手术的首选治疗方案。

参考文献

1. 丁一，肖诗梦，杨恒，等 . Nd：YAG 激光在口腔医学中的应用 . 华西口腔医学杂志，2015，33（5）：445-450.

2. EYYUP KARAHAN，DUYGU E R，SULEYMAN KAYNAK. An Overview of Nd：YAG Laser Capsulotomy. Med Hypothesis Discov Innov Ophthalmol，2014，3（2）：45-50.
3. 王蕊 . 康复新液治疗口腔溃疡的临床分析 . 中国卫生标准管理，2016，7（7）：138-139.

（李雨辰）

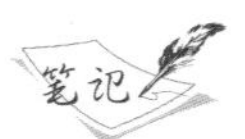

病例 31　药物性牙龈肥大伴乙型肝炎

病历摘要

【基本信息】

患者，男，61 岁。主诉“上下颌牙龈肿胀出血 1 年”就诊。1 年前患者发现，上下前牙区牙龈出现肿胀，并且逐渐增大，影响进食，刷牙出血。近 1 个月症状加重，出现进食时牙龈渗血。

既往史：患者于 8 年前查体发现患有乙型肝炎，规律服药 3 年后，由“大三阳”转为“小三阳”，定期于我院复查；高血压病史 2 年，长期规律口服硝苯地平降压，血压控制良好。否认心脏病、糖尿病等慢性疾病史。否认梅毒、艾滋病、丙型肝炎等传染病史。否认精神病史，否认过敏史、家族史。

【专科检查】

口腔颌面部对称，开口度及开口型正常。口腔卫生情况一般，可闻及口腔异味，少量软垢，牙石（+）。16 ～ 26、33 ～ 43 龈乳头呈球状增生，以 11 ～ 14 为重，增生的牙龈覆盖牙颈部 1/3 ～ 1/2，未累及附着龈，探诊深度（PD）8 ～ 9 mm，出血指数（BI）4，触之坚韧，色粉红，触痛（–）。全口未探及松动牙，牙冠完整（图 31-1）。

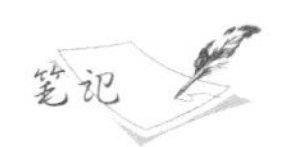

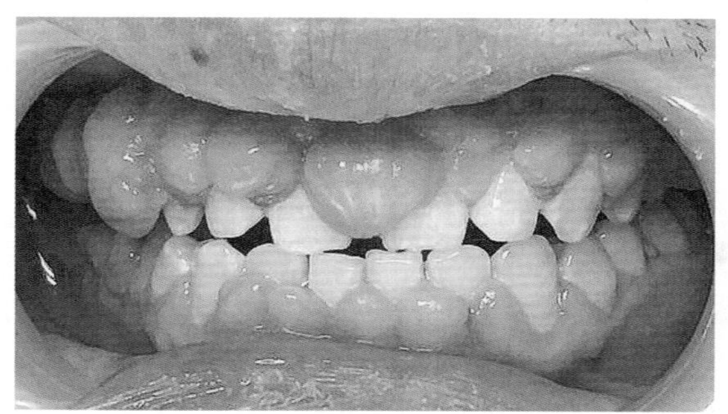

图 31-1　患者治疗前

【辅助检查】

实验室检查提示血常规：WBC 7.23×10^9/L，PLT 226×10^9/L，Hb 151 g/L。肝功能：ALT 36.4 U/L，AST 39.8 U/L，血糖 5.16 mmol/L，Cr 57.7 μmol/L。PT 12.3 s，PTA% 84%。乙肝五项：HBsAg（+），HBsAb（–），HBeAg（–），HBeAb（+），HBcAb（+）。丙型肝炎病毒抗体（–），艾滋病病毒抗体（–），梅毒血清特异性抗体（–）。

曲面断层片提示（图 31-2）：全口牙根尖区未见异常，牙槽骨呈水平吸收至根上 1/3。

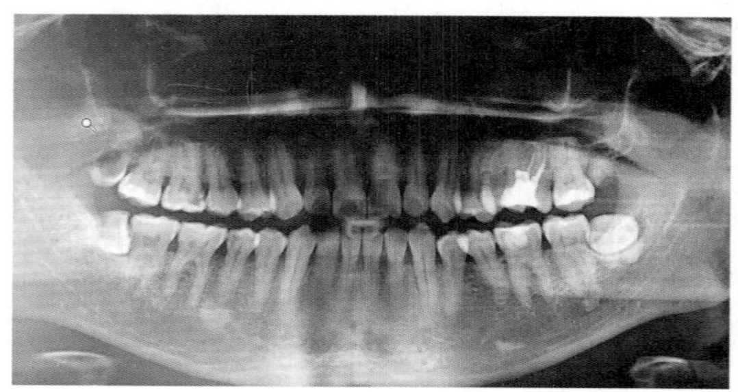

图 31-2　曲面断层片

【诊断】

药物性牙龈肥大；高血压；慢性病毒性肝炎，乙型。

【诊断依据】

患者无家族史、疼痛史，且长期口服硝苯地平类降压药，发病缓慢。患者牙龈色泽正常，质地坚韧，以前牙区为主，主要波及龈乳头，龈乳头增生呈球状且覆盖牙面 3/1 以上，并未累及附着龈。病史及临床表现均符合药物性牙龈肥大诊断。

【治疗经过】

（1）口腔卫生宣教。

（2）牙周基础治疗：龈上洁治、分区进行龈下刮治及根面平整术。

（3）复查：牙周基础治疗后 1 个月，肿胀较治疗前明显好转，但上颌肥大的龈乳头未能完全消退。

（4）手术治疗（图 31-3）：激光牙龈修整术，术后放置牙周塞治剂。

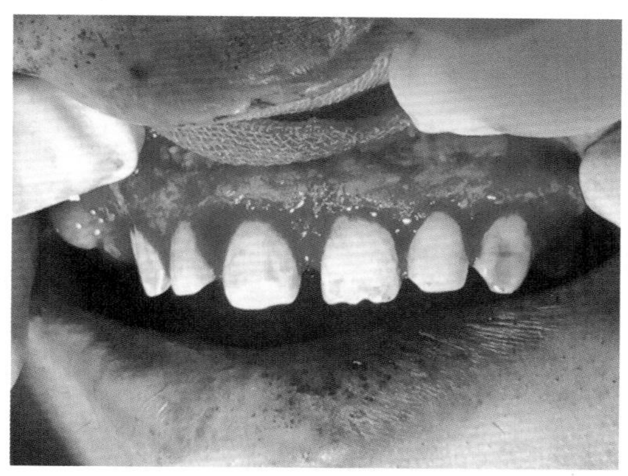

图 31-3　牙龈整形术中

【随访】

术后 1 年电话随访，牙龈形态满意，治疗效果稳定。

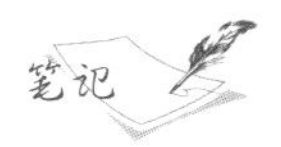

病例分析

1. 药物性牙龈肥大的病因

因长期服用某些药物引起的牙龈纤维性肥大，主要分为以下几类：①癫痫患者因需要长期服用苯妥英钠，使原有炎症的牙龈组织发生纤维性肥大；②环孢素作为免疫抑制剂，常被用于器官移植及某些自身免疫性疾病的患者，经调查显示，服用此类药物的患者中有 30% ～ 50% 会发生不同程度的纤维性牙龈肥大；③钙通道阻滞剂，如硝苯地平、维拉帕米等，也会引起不同程度的药物性牙龈肥大。

2. 药物性牙龈肥大的鉴别要点

（1）遗传性牙龈纤维瘤病：此类患者经询问病史，无长期服药史，但可有家族史，牙龈增生范围广泛，不只局限于前牙区且病变程度较为严重，经牙周系统治疗后一般无好转。

（2）慢性龈炎：牙龈炎症较为明显，以牙龈增生为主要表现。好发于前牙唇侧的游离龈及龈乳头，增生程度较轻，覆盖牙冠一般不超过 1/3，牙龈常充血红肿，甚至牙龈缘会伴有不同程度的糜烂，探诊易出血，口腔异味明显，有明显的局部刺激因素，可无长期服药史及家族史。

3. 治疗

（1）去除局部刺激因素：通过龈上洁治、龈下刮治术清除菌斑、牙石，尽量去除导致菌斑滞留的因素。一些症状较轻或牙龈增生明显的患者，经上述处理后，牙龈增生的状况可明显改善甚至消退。

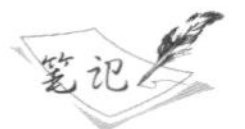

（2）停用或更换引起牙龈增生的药物：尚无定论。以往认

为停用或更换相关药物是治疗牙龈肥大最根本的方法，但目前许多临床资料显示，大部分患者不停药，经过完善的牙周基础治疗后，牙龈增生完全可以消失；对牙周基础治疗后牙龈增生状况改善不明显的患者，可与相关专科医生沟通后停用、更换药物，抑或与其他药物交替使用，以降低药物不良反应引起牙龈持续肥大的可能。

（3）局部药物治疗：对于牙龈有明显炎症的患者，可用3% 过氧化氢液冲洗龈袋，并在袋内置入抗菌消炎的药物，待炎症减轻后再做进一步的治疗。

（4）手术治疗：对于牙龈肥大显著，虽经上述治疗增生牙龈仍不能完全消退的患者，可采用牙龈切除＋成形术进行修整，但术前要考虑全身疾病情况，在排除手术禁忌后方可进行。

（5）术后指导：牙周维护宣教，教授控制菌斑的方法，降低术后复发的可能。

4. 药物性牙龈肥大的与乙型肝炎的关系

目前没有研究表明药物性牙龈肥大是乙型肝炎患者的并发症，但乙型肝炎患者的凝血功能较差，会在原有的基础上加重牙龈出血的症状。当患者凝血功能低下时，应暂缓手术，以避免术中、术后出血风险。

病例点评

此例患者有乙型肝炎病史，术前应对患者全身情况进行评估，牙龈修整术涉及手术范围广、出血多，可分次进行。激光

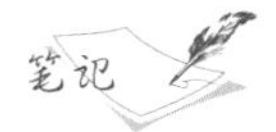

配合手术切除肥大牙龈，创伤小、修复效果好、术中凝血效果佳，是合并乙型肝炎患者的理想治疗方案。

参考文献

1. 孟焕新．牙周病学．4版．北京：人民卫生出版社，2017：158-160.
2. 王兆宏．单纯牙周基础治疗对药物性牙龈增生的临床分析．中国医药指南，2018，16（1）：111.
3. 贾平．药物性牙龈增生的病因和治疗．全科口腔医学电子杂志，2016，3（3）：119、122.

（孙欣彤）

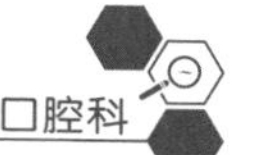

病例 32　青少年安氏Ⅱ类错𬌗畸形合并乙型肝炎

病历摘要

【基本信息】

患者，女，17 岁。主诉“前牙外突 5 年”门诊就诊。10 年前患者有乳牙因龋坏早失，换牙期间，患者有咬下唇的习惯，患者及其家属发觉前牙逐渐外突、牙齿拥挤，嘴唇闭拢困难，影响美观。患者母亲前牙外突，父亲无明显牙列不齐或拥挤。

既往史：2 年前体检时发现 HBsAg（+），无明显不适，肝功能正常，未予诊治，此后规律复查。否认其他全身病史及传染病史，否认药物过敏史。母亲 HBsAg（+），父亲体健。

【专科检查】

（1）口腔检查：①恒牙期，牙齿发育正常，牙齿大小、形态、色泽未见明显异常，无龋齿、死髓牙、残根、残冠，无牙齿缺失。②上颌前突，前牙Ⅲ度深覆𬌗，覆盖约 12 mm，双侧磨牙关系均为远中磨牙关系。③中线无偏移，上下牙弓形态正常。④口腔卫生一般，少量菌斑，牙石（+），个别位置牙龈色红、质软，龈乳头圆钝，未探及釉牙骨质界。⑤上颌腭盖高拱，唇舌系带未见明显异常，舌体大小无异常，吞咽和发音功能正常（图 32-1）。

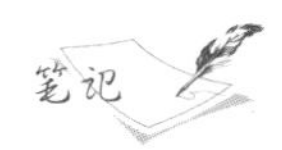

（2）颌面部检查：上颌前突、下颌后缩，开唇露齿，口角线、下颌角左右对称，侧貌观颏部略突，下颌运动正常，颞下颌关节无明显不适及弹响。

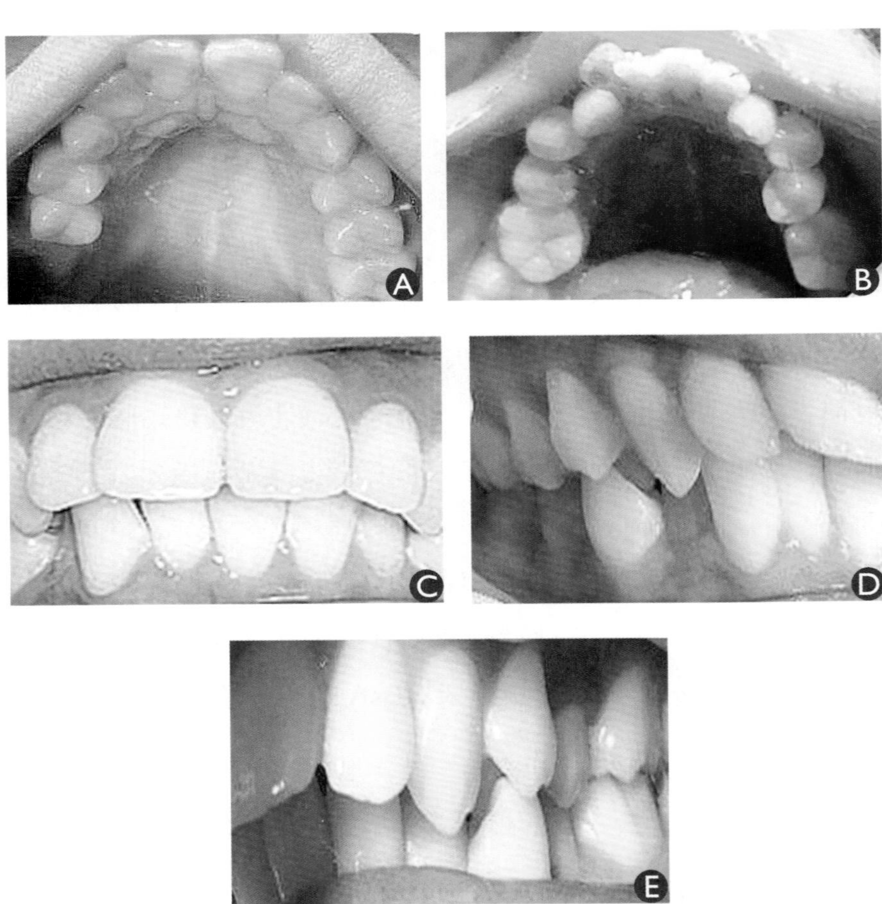

A. 上颌腭侧面观；B. 下颌舌侧面观；C. 正中咬合照；D. 右侧咬合照；E. 左侧咬合照。

图 32-1　治疗前口内照

【辅助检查】

血常规：RBC 4.2×10^9/L，Hb 132 g/L，PLT 231×10^9/L，WBC 5.6×10^9/L。肝功能：ALT 21.0 U/L，AST 29.3 U/L，血

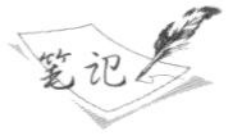

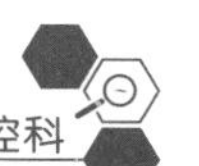

糖 5.38 mmol/L，胆固醇 3.93 mmol/L。凝血项：PT 12.3 s，PTA% 87%。乙肝五项：HBsAb（–），HBsAg（+），HBeAg（–），HBeAb（–），HBcAb（–）。丙型肝炎病毒抗体（–），人类免疫缺陷病毒抗体和抗原（–），梅毒螺旋体抗体（–）。

曲面断层片（图 32-2）：18、28、38、48 埋伏阻生，其余牙未见异常。

头颅侧位片（图 32-3）：上颌切牙唇向倾斜。

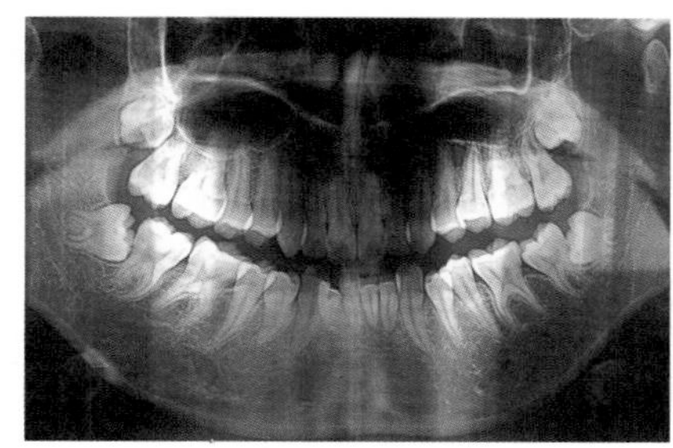

图 32-2 曲面断层片

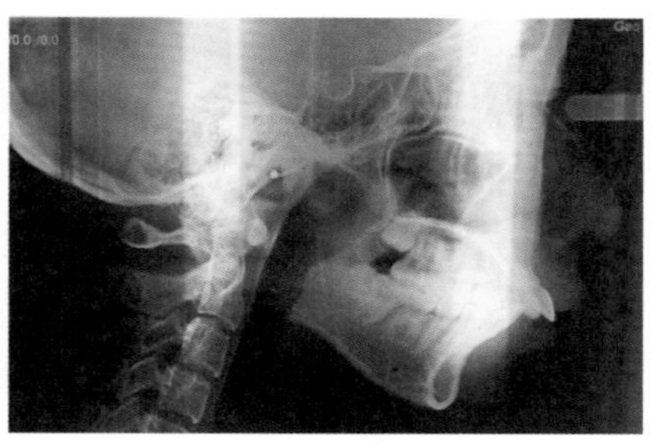

图 32-3 头颅侧位片

【诊断】

青少年安氏Ⅱ类错𬌗畸形；18、28、38、48 阻生齿；慢性乙型肝炎病毒携带者。

【诊断依据】

双侧磨牙均为远中关系；上颌切牙唇向倾斜（图 32-3，表 32-1）。

表 32-1 头影测量分析

	恒牙期	测量值
SNA	82.8±4.0	84 ↓
SNB	80.1±3.9	78
ANB	2.7±2.0	3.5 ↓

续表

	恒牙期	测量值
NP-FH	85.4±3.7	87
NA-PA	6.0±4.4	-5 ↓
UI-NA（mm）	5.1±4.4	4.9
UI-NA	22.8±5.7	24
LI-NB（mm）	6.7±2.1	3.9 ↓
LI-NB	30.3±5.8	26
UI-LI	125.4±7.9	135 ↑
UI-SN	105.7±6.3	102
MP-SN	32.5±5.2	40 ↑
MP-FH	31.1±5.6	30
LI-MP	92.6±7.0	84 ↓
YAix	66.3±7.1	73

【治疗方案】

（1）拔除 14、24、35、45。

（2）排齐整平上下牙列（图 32-4）。

（3）内收上前牙，关闭拔牙间隙。

（4）调整咬合。

（5）保持。

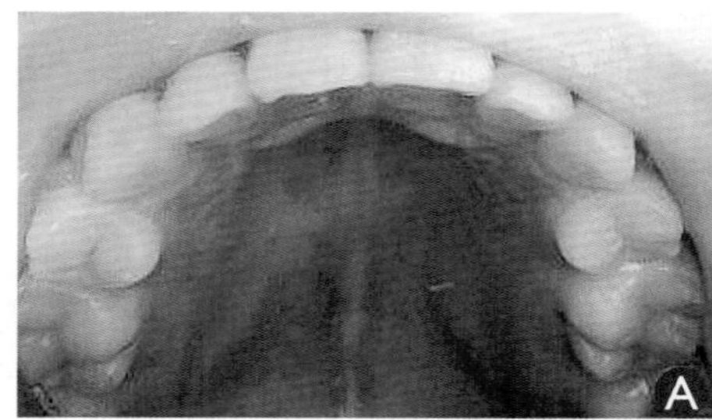

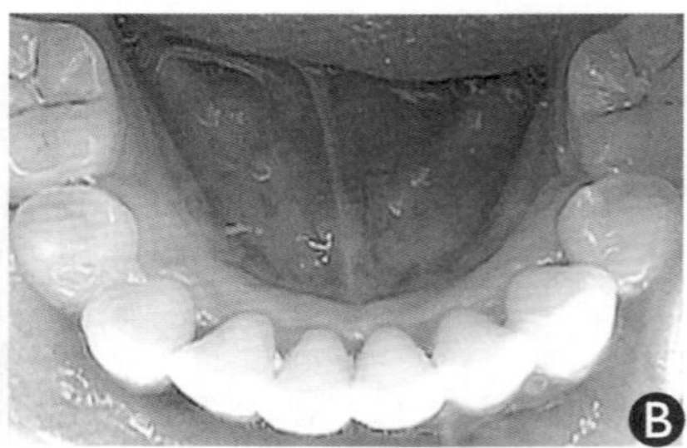

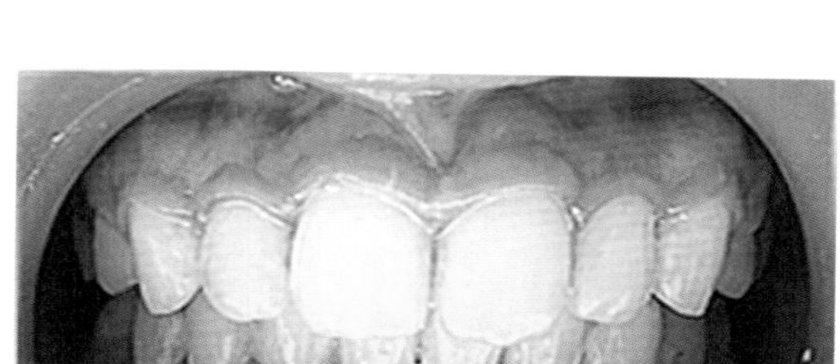

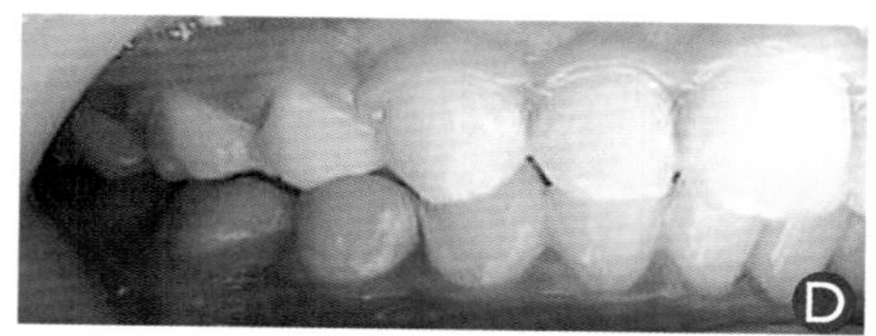

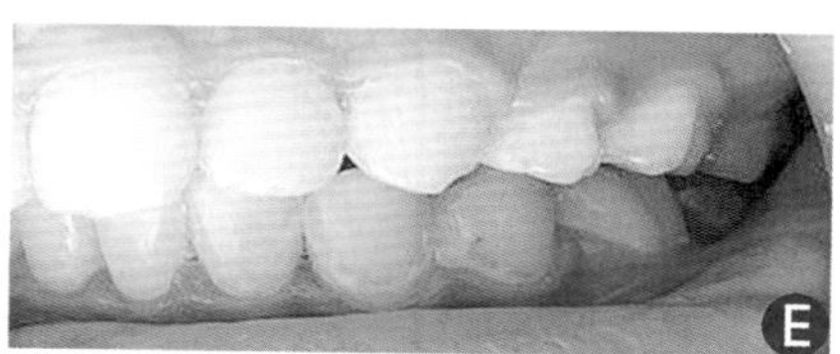

A. 上颌腭侧面观；B. 下颌舌侧面观；C. 正中咬合照；D. 右侧咬合照；E. 左侧咬合照。

图 32-4 治疗后口内照

病例分析

1. 安氏Ⅱ类错𬌗畸形的常见病因

（1）遗传性因素：遗传对生长发育起决定性作用，可通过两种途径影响错𬌗畸形的形成。①牙与颌骨大小之间遗传性的不协调，即牙量和骨量不调，可产生牙列拥挤或者牙列间隙。②上下颌大小或形状之间遗传性的不协调，导致异常的𬌗关系。错𬌗畸形的多基因遗传特征，常表现为家族遗传倾向，本病例即患者母亲前牙外突的遗传为主要因素。

（2）后天发育因素：即出生以后由各种全身和局部环境因素造成错𬌗畸形的各种因素，如甲状腺功能不足，患者则会出现骨骼生长迟缓、牙弓狭窄、腭盖高拱、下颌发育不足。

（3）口腔不良习惯是儿童形成错𬌗畸形的主要原因之一。

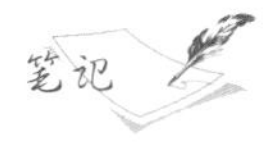

本例患者在青少年时期有咬下唇的习惯，咬下唇时，下唇处于上前牙舌侧和下前牙唇侧，增加了对上前牙舌侧的压力及对下前牙唇侧的压力，使上前牙向唇倾斜、前突；对下前牙的唇向压力会造成下牙弓及下颌向前发育障碍，形成下前牙区的拥挤、前牙深覆殆、下颌后缩等畸形表现。

2. 安氏Ⅱ类错殆畸形对患者的影响

（1）嘴唇闭拢困难，长期张口，口腔干燥，容易引发牙周炎症。

（2）咀嚼功能差，由于前牙深覆殆、深覆盖，前牙撕咬功能差。

（3）前牙外突，如果颌面部外伤，易造成前牙折断或者脱位。

（4）影响患者的美观，造成患者自卑心理、性格孤僻。

3. 安氏Ⅱ类错殆畸形的治疗目标

（1）平衡：平衡应包括形态和功能两个方面。①形态：上下牙弓形态正常，牙齿排列整齐，上下前牙、后牙覆殆覆盖正常，尖牙、磨牙中性关系，上下颌间位置及颅面位置关系基本正常。②功能：首选是殆运正常，咬合运动时无早接触及殆干扰，正中关系位与正中殆位关系正常。

（2）形态美观：正畸患者对美观要求相对较高。随着错殆畸形的矫正持续进行，颅面侧貌形态将逐渐改善，这也是很多患者矫治的主要目的，外貌的改变可增强患者的信心，提高就诊满意度。

（3）稳定性好：形态和功能的矫正结果需稳定，减少复发可能。患者矫治后坚持遵医嘱佩戴保持器，对于预防复发固然

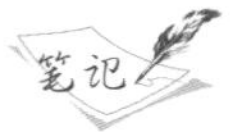

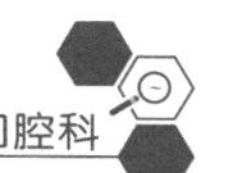

重要；稳定的治疗结果同样取决于错𬌗畸形的诊断、矫治设计和矫治技术的正确使用，如何把控好这些因素更为重要。

4. 乙型肝炎携带者在正畸治疗过程中的注意事项

正畸治疗中可引起创伤性的操作较多，职业暴露和交叉感染的风险较大。对于乙型肝炎携带者的正畸治疗，要做好医疗防护措施。

（1）独立诊室接诊乙型肝炎携带的正畸患者。

（2）选用一次性塑料托盘取模，次氯酸钠浸泡消毒后灌模、倒模。

（3）治疗中保证四手操作，结扎操作时慎防刺伤、划伤。

（4）治疗后，撤去所有防护套，椅位、管路、边台进行终末消毒，用84消毒液彻底擦拭，独立诊室紫外线灯照射1小时。

病例点评

此例患者为安氏Ⅱ类错𬌗畸形的典型病例，病因明确，方案设计合理。治疗前，务必进行传染性疾病的筛查，与患者及其家属充分沟通后再开始治疗，治疗过程中需重视患者的宣教及随访，方可取得满意的治疗效果。对于有传染性疾病的患者，正畸前拔牙要特别注意禁忌证的排查，以保证患者就诊安全。正畸治疗中极易引起创伤性操作，医护均应注意防护。

参考文献

1. 刘心光. 错𬌗畸形对青少年性格发展及将来就业带来的影响. 全科口腔医学杂志（电子版），2019，6（1）：19.

2. 梅林果，张晓敏，陈银妹，等．青少年安氏Ⅱ类错𬌗矫治前后错𬌗程度及美观效果变化的临床研究．中国美容医学，2018，27（8）：84-88.
3. 赵向东．青少年口腔不良习惯导致错𬌗畸形的临床治疗效果观察．全科口腔医学电子杂志，2018，5（29）：17-18.

（王凯丽）

病例 33　口腔慢性移植物抗宿主病伴丙型肝炎

病历摘要

【基本信息】

患者，男，55 岁。主诉“骨髓移植术后 14 年，口腔黏膜粗糙感 13 年”入院就诊。患者于 14 年前诊断慢性淋巴细胞白血病，于外院行骨髓移植术，术后规律服用环孢素，自诉病情控制稳定。13 年前（骨髓移植术后半年）出现全身关节僵硬、活动受限，未予诊治。13 年前患者自觉口腔黏膜粗糙感，无疼痛，不影响进食，未予诊治。5 年前冠脉支架术后停服环孢素，改服吗替麦考酚治疗。

既往史：10 年前诊断为高血压，口服苯磺酸氨氯地平治疗。5 年前诊断为冠心病于外院行冠脉支架术，术后口服氯吡格雷、阿司匹林 3 年，术后病情稳定。否认糖尿病、脑血管病等慢性疾病史。否认 HIV、梅毒、肝炎等其他传染性疾病。否认外伤史，否认肿瘤家族史，否认过敏史，否认烟酒史。

【专科检查】

颌面部基本对称，张口型、张口度未见明显异常，双侧颞下颌关节区未及明显压痛、弹响，双侧颈部、颌下、颏下未扪及明显肿大淋巴结。舌背黏膜近舌缘处可见舌头萎缩、黏膜充血。右颊黏膜、左颊黏膜、舌背黏膜前 1/3 中部及右侧舌缘

（图 33-1），可见范围分别为 0.6 cm × 0.5 cm、1.0 cm × 0.6 cm、1.5 cm × 1.0 cm、0.8 cm × 0.3 cm 的不规则白色病损，边缘突起于黏膜表面，边界清楚，均质。口腔卫生状况一般，唾液量少，全口天然牙未见明显龋坏。双手掌侧横纹及虎口处皮肤角化增厚，可见鳞屑，远节指腹皮肤充血，指间关节畸形（图 33-2）。

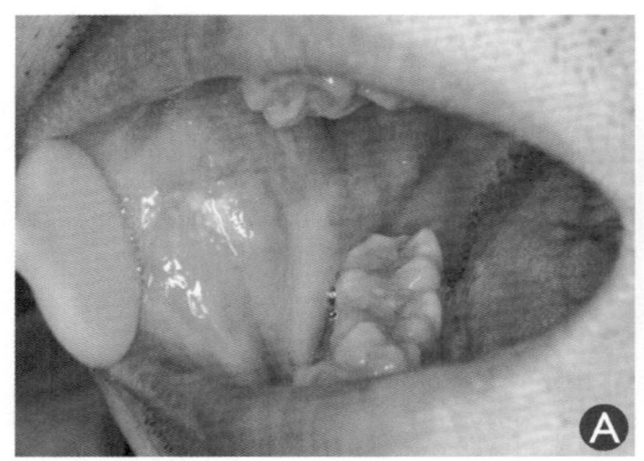
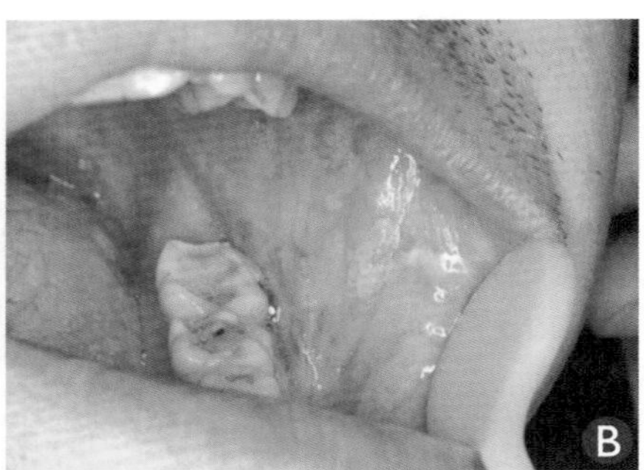
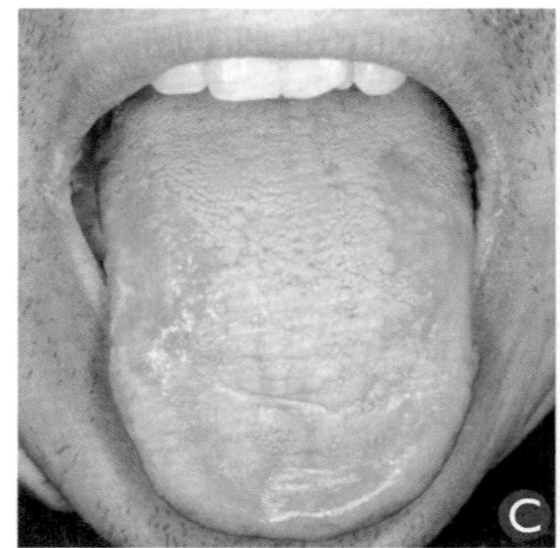
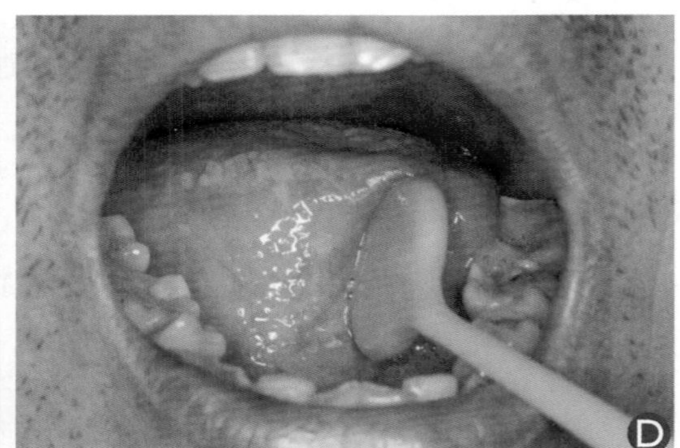

A. 右颊黏膜病损；B. 左颊黏膜病损；C. 舌背黏膜病损；D. 右舌缘黏膜病损。

图 33-1　口内多部位黏膜病损

【辅助检查】

肝功能：ALT 97.4 U/L，AST 54.8 U/L。乙肝五项：HBsAg 0.10 COI（–），HBsAb 0.00 IU/L（–），HBeAg 0.052 COI（–），HBeAb 0.47 COI（–），HBcAb 1.37 COI（–），HIV 抗体、HIV-1

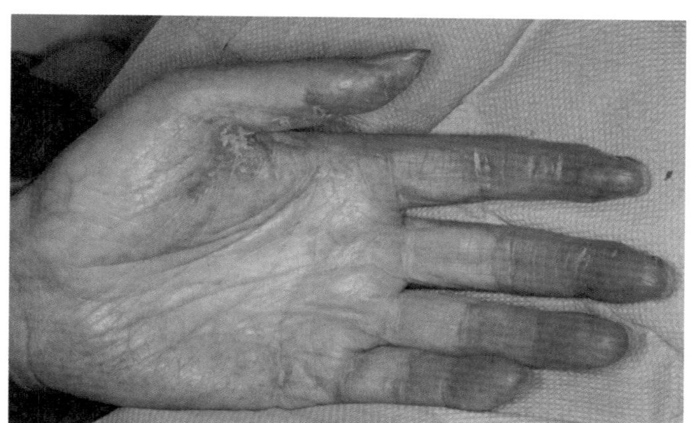

图 33-2　患者手部病损

P24 抗原测定（–），梅毒血清特异性抗体（–），丙型肝炎病毒抗体 2.510 COI（+）。唾液真菌培养 + 微生物鉴定：未生长念珠菌。

切取活检病理回报：（右颊黏膜）可见上皮过度正角化，棘层增生，上皮钉突伸长，基底膜清晰，固有层及黏膜下层可见淋巴细胞、浆细胞浸润。结合病史考虑为黏膜白斑（图 33-3）。

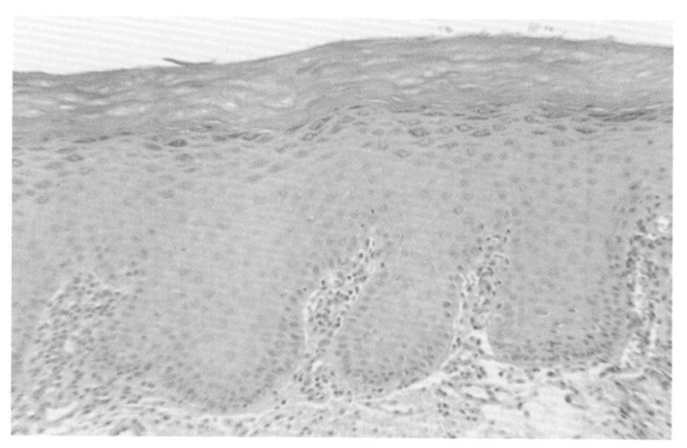

图 33-3　患者口腔黏膜白斑标本 HE 切片每高倍视野（×200）

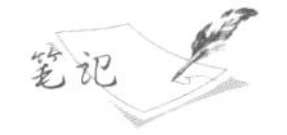

【诊断】

口腔慢性移植物抗宿主病；黏膜白斑；慢性病毒性肝炎（丙型）；冠心病，冠脉支架术后；高血压。

【诊断依据】

患者为中年男性，骨髓移植术后半年出现全身关节僵硬、活动受限，术后1年出现口腔黏膜粗糙感，查体提示双手皮肤存在异常皮损，口内双侧颊黏膜及舌背黏膜见不规则白色病损，边缘突起于黏膜表面，边界清楚，均质，切取活检病理检查示黏膜白斑，诊断慢性口腔移植物抗宿主病。实验室检查示丙型肝炎病毒抗体（+），转氨酶轻度升高，诊断慢性病毒性肝炎（丙型）。余诊断同既往史。

【治疗经过】

（1）一般治疗：忌食辛辣刺激性食物；调节情绪，规律作息。

（2）局部药物治疗：醋酸曲安奈德注射剂 50 mg，每日1次含漱；康复新液 10 mL，每日3次含服。

（3）系统药物治疗：继续口服吗替麦考酚酯及内科疾病用药。

（4）建议患者于我院专科完善丙型病毒性肝炎的保肝、降酶、抗病毒治疗。

病例分析

1. 慢性移植物抗宿主病

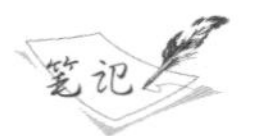

移植物抗宿主病（graft versus host disease，GVHD）是由

移植物中特异性淋巴细胞识别宿主抗原而发生的系统性疾病，是同种异体造血干细胞移植（骨髓移植）后出现的常见并发症之一，实质性脏器移植后也可出现。一般 100 天以内起病者称为急性 GVHD，常累及皮肤、胃肠道及肝；100 天后发病者称为慢性 GVHD，70% 的患者 6 ～ 12 个月起病，口腔、皮肤、骨骼、肌肉、眼、肺、肝、胃肠道等是慢性 GVHD 最常累及的器官，而其中口腔可能是最早发病或唯一发病的器官。

GVHD 发病需要满足 Billingham 标准的 3 个必备条件：①移植物存在免疫活性细胞（T 淋巴细胞、B 淋巴细胞可能参与）；②受者与供者表达不同的组织抗原；③受者对移植细胞缺乏免疫应答反应。发病过程一般分为 3 个阶段：①受者组织损伤或感染后释放组织因子；②供体 T 淋巴细胞激活；③靶器官受损。在骨髓移植患者中，口腔慢性 GVHD 的发生率可达 45% ～ 83%，黏膜、唾液腺及牙周组织均可受累，主要表征包括口腔黏膜白斑、苔藓样变、丘疹溃疡、红斑溃疡等（图 33-4），其中以苔藓样变作为口腔慢性 GVHD 的特征性诊断标准。此外，还可以出现口干、张口受限、舌活动受限、剥脱性龈炎、味蕾味觉改变等表现。口腔慢性 GVHD 影响患者的进食和生活质量，还可能并发感染及恶变为鳞癌等，因此需要口腔科医生正确诊断并早期干预。

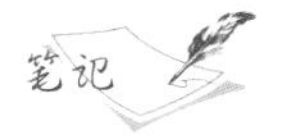

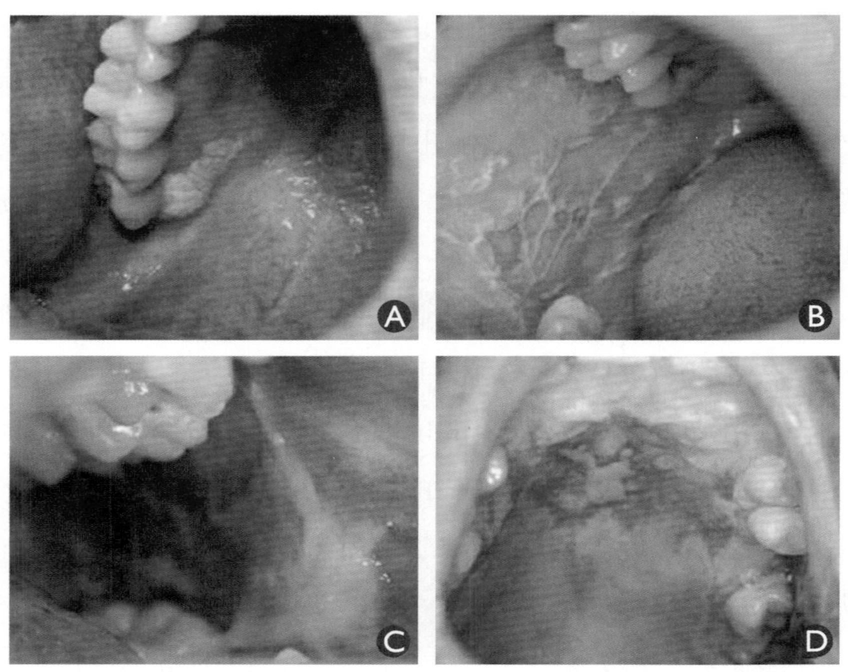

A. 黏膜白斑；B. 苔藓样变；C. 丘疹溃疡；D. 红斑溃疡。

图 33-4 口腔慢性 GVHD 的主要表征

2. 与口腔黏膜白斑的鉴别诊断

白斑一般是排除其他诊断后对口腔黏膜不可擦掉的白色片状病损的描述性诊断，属于癌前病变。典型的白斑边缘突起于黏膜表面，边界较清。一般无症状或仅有粗糙感等不适。目前对白斑的诊断以临床表现为依据，结合病理活检确诊，但由于口腔黏膜上的白色病变种类较多，仔细的鉴别诊断非常必要，主要与以下几种疾病进行鉴别：正常解剖变异的 Fordyce 皮脂腺，白色水肿、白色海绵状痣、白色角化病等发育性疾病，白色念珠菌病、梅毒性白斑等感染性疾病，扁平苔藓等免疫性疾病，吸烟、化学性损伤及颊白线等。该患者既往存在骨髓移植病史，术后 1 年出现黏膜白斑，微生物培养等检查排除其他病

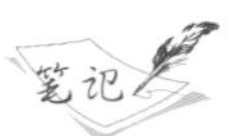

因后，结合病理活检诊断为口腔慢性移植物抗宿主病。

3. 口腔慢性 GVHD 的治疗

相比发病机制较清楚、多种预防药物有效（包括甲氨蝶呤、环孢素、吗替麦考酚酯等）的急性 GVHD，慢性 GVHD 发病机制尚不明确，可采用药物种类及疗效有限。本例患者长期口服环孢素，后改服吗替麦考酚酯，病程中的确未出现急性 GVHD 的表现，但术后半年出现皮肤及骨骼肌肉系统受累的非特异症状，并未及时就诊，术后 1 年仅出现口腔黏膜白斑，可能是由于吗替麦考酚酯有效降低了口腔黏膜炎的发生率及严重程度，因此也建议继续长期口服。

根据美国国立卫生研究院（National Institutes of Health，NIH）标准共识，中至重度慢性 GVHD 患者（累及器官≥ 3 个或累及任何单一器官且评分≥ 2 分或累及肺部）应接受全身系统性治疗。目前标准的初始治疗一般将以泼尼松为代表的糖皮质激素作为一线方案，以他克莫司为代表的非甾体钙调神经磷酸酶抑制剂作为二线方案。对于口腔慢性 GVHD 的治疗，原则上以治疗症状性的口腔异常和溃疡病变为主，旨在改善症状、维持口腔功能、恢复黏膜完整和除外恶性疾病。

除符合 NIH 上述指征的全身治疗外，局部药物与口腔卫生也十分重要，尤其是对于口腔出现糜烂、溃疡等黏膜炎患者，在口腔是慢性 GVHD 唯一受累器官等情况下，局部治疗甚至可能是首选或唯一有效的治疗措施。局部应用糖皮质激素的选择，包括曲安奈德、地塞米松、倍他米松、泼尼松龙、氟轻松等，及非甾体免疫抑制剂（如他克莫司），剂型主要包括溶液和软膏。近年来体外光分离置换疗法、补骨脂素长波紫外线等

口腔光化学疗法也已相继在临床中应用，但长期临床疗效仍需观察。此外，也要关注移植物抗宿主病相关并发症的治疗，如黏膜病毒、真菌、细菌感染，主要由口干症和使用免疫抑制剂引起。病原学以假膜念珠菌最常见，治疗则选用制霉菌素、氯己定漱口水等。患者可能合并血小板减少症、口服抗凝药物导致牙龈、黏膜溃疡出血，需对因对症治疗。最后需要警惕骨髓移植后口腔鳞癌的发生，切取活检十分必要，明确白斑的诊断同时评估是否存在恶变的可能。

4. 慢性 GVHD 与丙型病毒性肝炎

慢性 GVHD 与丙型病毒性肝炎发病机制上的关联尚不明确，但在血制品常规进行丙型肝炎病毒（HCV）筛查前，高达 32% 的患者在接受骨髓移植术后出现 HCV 感染。由于慢性 GVHD 导致肝硬化的病例相对罕见，几乎所有骨髓移植术后的肝硬化都需要考虑 HCV 感染的因素。骨髓移植后 HCV 感染的患者在移植 20 年后肝硬化的发病率近 24%，而如果骨髓移植前已感染 HCV 则增加患者在移植后出现非因疾病复发性死亡的风险。在肝活检的病理改变方面，病毒性肝炎常表现为散在的坏死灶伴或不伴邻近肝细胞内病毒包涵体，HCV 感染则会进一步出现汇管区局灶性淋巴细胞聚集导致反应性胆管损伤，但与慢性 GVHD 以萎缩退变胆管为主要征象不同。此外，HCV 与常引起急性重型肝炎的 HBV 等其他肝炎病毒不同，患者通常仅在逐渐减少的免疫抑制期间表现为轻微的自限性转氨酶升高，作为及早发现 HCV 感染的征象。本例患者实验室检查提示 HCV 抗体阳性，转氨酶轻度升高，故诊断慢性丙型病毒性肝炎，考虑到患者在长期口服免疫抑制剂的基础上将进一

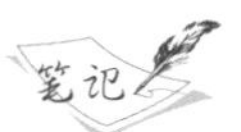

步加用局部、全身的糖皮质激素或其他免疫抑制剂治疗慢性GVHD，因此建议患者进一步完善HCV-RNA检查，评估病毒复制活跃程度，在保肝降酶治疗的同时应进行抗病毒治疗，使HCV-RNA转为阴性。

病例点评

慢性移植物抗宿主病常见于骨髓移植患者，是影响患者生存率的重要因素。口腔可能是首发或唯一受累部位，临床上非常容易漏诊、误诊。通过口腔黏膜白斑这一较常见的局部表现，结合骨髓移植的病史，及时正确地识别出慢性移植物抗宿主病和丙型病毒性肝炎，并进行全面科学的评估与治疗，一定程度上减缓上述疾病进一步发展导致肝等重要脏器功能不可逆性损伤的不良结局，体现了具备扎实全科医学背景知识的口腔科医生首诊的重要性。

参考文献

1. LEE S J，WOLFF D，KITKO C，et al. Measuring therapeutic response in chronic graft-versus-host disease. National Institutes of Health consensus development project on criteria for clinical trials in chronic graft-versus-host disease：IV. The 2014 Response Criteria Working Group report. Biol Blood Marrow Transplant，2015，21（6）：984-999.
2. SANTOS P S D S，RUBIRA C M F，ANTUNES H S，et al.Oral graft vs host disease：An immune system disorder in hematopoietic cell transplantation. World J Stomatol，2015，4（2）：96-102.
3. 江巧芝，雍翔智，周雨曦，等. 口腔慢性移植物抗宿主病局部治疗研究进展. 中华口腔医学杂志，2018，53（8）：572-576.

（于译茜）

病例 34 牙体缺损伴艾滋病

病历摘要

【基本信息】

患者，男，37 岁。主诉“左上后牙充填物部分脱落 1 周”就诊。多年前，患者因左上后牙自发痛于外院口腔科行“杀神经”治疗，治疗后一直无不适。1 周前，患者自觉左上后牙充填物部分脱落，遂至我科就诊。

既往史：HIV 感染病史 3 年，抗病毒治疗，规律用药，病情稳定，$CD4^+$ T 淋巴细胞计数 320 个 /μL。否认高血压、糖尿病、心脏病等慢性疾病史。否认梅毒、乙型肝炎、丙型肝炎等其他传染性疾病。否认血液性疾病。否认药物过敏史。

【口腔检查】

双侧颌面部基本对称，张口型、张口度正常。口腔卫生一般，少量软垢、牙石（+）。26 远中及 面可见银汞充填物，充填体部分脱落，边缘继发龋，冷测无反应，叩痛（–），不松，牙龈未见异常。27 缺失，牙槽黏膜光滑，未见明显骨突及骨刺。24 牙体完整，未见明显龋坏，叩痛（–），不松，牙龈未见异常。余口内黏膜未见异常。

【辅助检查】

实验室检查：血常规、凝血项未见异常。$CD4^+$T 淋巴细胞计数 320 个 /μL，HIV 病毒载量 TND。乙肝五项：HBsAg（–），

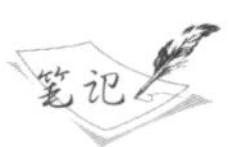

HBsAb（–），HBeAg（–），HBeAb（–），HBcAb（–）。丙型乙肝炎病毒原体（–）；梅毒螺旋体抗体（–）。

牙X线片（图34-1）：26X线片显示高密度充填体深达髓腔，根管内未见充填物，根尖未见异常；27缺失；25远中有充填物，根尖未见异常。

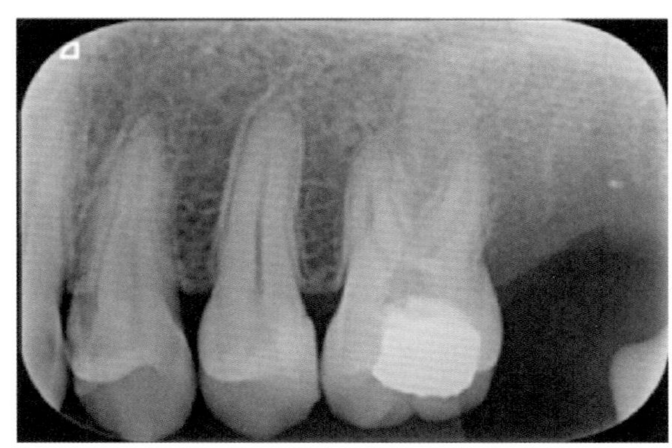

图34-1　26治疗前X线片

【诊断】

26牙体缺损，继发龋；27缺失；获得性免疫缺陷综合征，无症状期。

【诊断依据】

26牙冠大面积充填物，曾有牙体牙髓治疗史。临床检查及X线片辅助检查均支持，无须鉴别诊断。

【治疗经过】

（1）治疗计划：①26根管再治疗术。②牙周基础治疗。③25～27单端固定桥修复术。

（2）根管治疗术前：去除继发龋、银汞充填物，可见髓腔及根管内有红色塑化物，建立根管治疗的直线通路。本例为

笔记

HIV 感染者，操作中注意及时清洁髓腔，减少腐坏物质进入根管的可能。

（3）根管治疗术中：髓腔根管口暴露后，15# 扩大针探查到 3 个根管口均有塑化物，根管不通畅，EDTA 辅助，手动扩大针逐一疏通三根管，根锉顺时针方向向根尖捻进，再贴紧管壁一侧向外提拉，同时带出塑化根充物，并及时应用根管消毒液进行冲洗。初备至 20# 后，应用机用镍钛锉扩大 3 根管，选用大锥度牙胶尖试尖，蘸取适量根充糊剂垂直加压法充填三根管，形成良好的冠部封闭效果。用棉球清除髓腔内的根充糊剂和牙胶，氧化锌丁香油水门汀暂封。X 线片判定根充情况：可见 26 近中颊少量糊剂超出根尖孔，腭根及远中颊根恰填（图 34-2）。

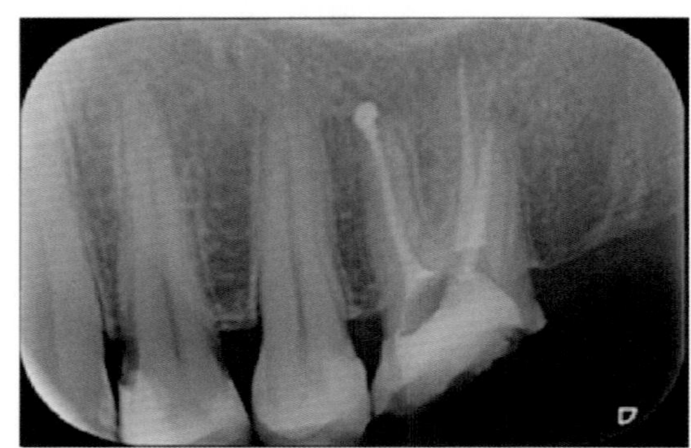

图 34-2　26 根管充填后 X 线片

（4）根管治疗术后复查：术后 1 个月复查，患者无不适。X 线片示：26 近中颊溢出糊剂部分吸收，根尖未见异常（图 34-3）。

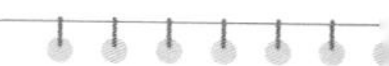

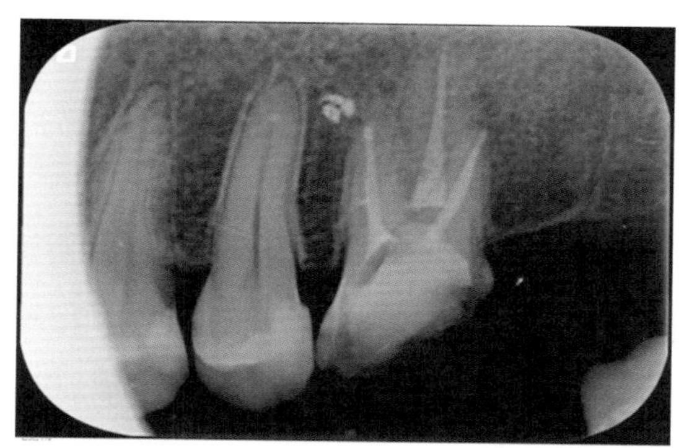

图 34-3　26 根管充填 1 个月后 X 线片

（5）根管再治疗术后 1 周行牙周基础治疗。

（6）26 桩核修复后，25 ～ 27 单端固定桥修复。

【 随访 】

修复术后 1 年复查，患者正常咀嚼，无不适。X 线片检查可见，修复体边缘密合，基牙根尖周及牙槽骨未见异常（图 34-4）。

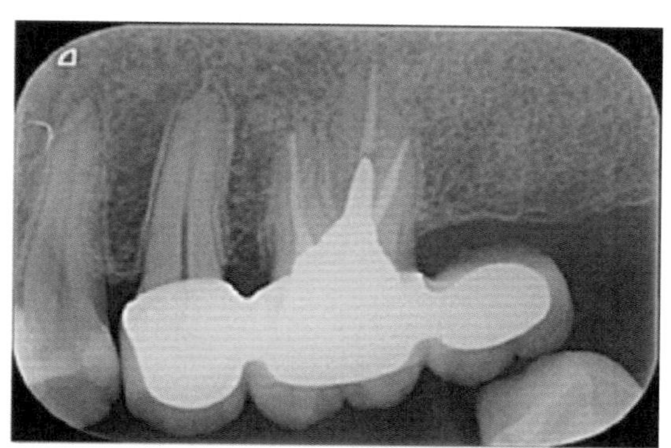

图 34-4　单端固定桥修复术 1 年后 X 线片

笔记

病例分析

1. 牙体缺损常见病因

（1）龋病：龋病可以使牙体硬组织脱钙而缺损，随着病情的进展可引起牙髓充血、牙髓炎、牙髓坏死、根尖周炎、根尖脓肿等病症。轻者缺损表现为龋齿形成，重者牙冠部分缺损，严重缺损甚至牙冠全部丧失而仅存残根。本例患者即为充填物周产生继发龋，引起牙体及充填物崩脱，进而导致牙体缺损。

（2）外伤：意外碰击或咬硬食物有时也会造成牙体缺损。轻者伤及切角或牙尖，重者可使牙纵折、斜折、冠折、根折。

（3）酸蚀症：牙受到雾酸和酸酐的作用而脱钙，牙体组织逐渐丧失。

（4）楔状缺损：常伴有牙本质敏感等症状，重者可使牙髓感染或牙折。

（5）磨损：轻者牙本质敏感，重者引起牙髓炎或根尖周炎，垂直距离变短。

（6）发育畸形：常见者为釉质发育不全，重者有牙体缺陷。

综上所述，临床应结合 X 线片仔细进行牙体缺损的病因探查，结合病因对症治疗。

2. 塑化治疗和根管再治疗术

（1）塑化治疗的缺点：牙髓塑化治疗存在的问题主要有塑化液不显影、根管的清理不够彻底，及塑化液渗入牙本质小管、细胞间质导致牙体的抗折性能明显下降等，易引起牙体根尖继发感染、牙齿劈裂等治疗失败的情况出现。

（2）现代根管治疗的优势：相比塑化治疗，现代根管治疗

术在积极控制感染方面更具优势。标准的根管治疗术可永久封闭根尖孔，以防止根管再感染。对于塑化治疗后的牙齿，拟行牙体桩核冠修复时，建议行根管再治疗术。相关资料显示，目前国内塑化根管再治疗成功率一般在 73.68% ～ 87.23%，充分说明了根管治疗技术的优越性。本例为艾滋病患者，若根尖感染或牙体劈裂则需考虑外科手术治疗，这对于此类患者来说风险过高，故选择完善的根管再治疗术显得尤为必要。

（3）根管再治疗的难度：塑化治疗后的根管去除塑化物和疏通根管存在一定的难度，尤其遇到弯曲根管的情况，易形成根管偏移或台阶。术前再治疗难度评价、术中操作设计是根管再治疗成功的前提。

（4）艾滋病患者根管再治疗的原则：①尽可能地控制感染，去净所有的腐质及塑化物，避免将腐质及塑化物带入根管深部。②根管预备与充填时，要保证充分的根管冲洗和操作手法的轻柔，避免将感染物质带出根尖孔，造成继发感染。

3. 牙体缺损合并单端游离缺失的修复方案选择

上颌第二磨牙游离缺失的修复是临床工作中可能会遇到的问题，其修复方法主要包括种植修复、可摘局部义齿修复、单端固定义齿修复及固定－活动联合修复。

（1）种植修复：单颗牙游离缺失，在没有禁忌证的情况下，种植是首选的修复方式。它可以达到最佳的功能恢复、最好的舒适度和美观效果，且不损伤其他牙齿；但费用较高，治疗周期长，对全身健康和局部条件要求较高。本例患者因全身免疫状况低下，为避免感染等手术并发症的发生，未选择种植修复方案。

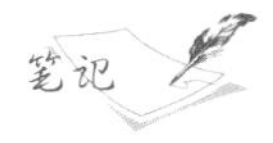

（2）可摘局部义齿修复：费用低廉，周期短，对局部及全身条件要求较低，创伤小；可摘局部义齿修复的美观性相对较差，初期异物感强，咀嚼功能恢复相对较差，患者无法接受。

（3）单端固定义齿修复：年轻患者易于接受，26 牙体缺损本应选择桩核冠修复，且 25、26 基牙条件好，设计为 25 ～ 27 单端固定义齿修复较为合理。术后 1 年随访，使用效果良好，未述异常。

（4）固定－活动联合修复：患者经济条件尚可，固定一活动联合修复意义不大，而且活动义齿反复摘戴，患者不能接受。对于经济条件差或不愿意磨除完好牙体的患者可选择 26 冠修复 +27 活动义齿修复。

4. 艾滋病患者治疗中的注意事项

HIV 病毒的主要传播途径为血液。尽管唾液不是主要的传播媒介，但唾液中含有血液时，便可增加传播风险。在牙周基础治疗和修复的牙体预备中，组织破损可引起口内血唾混合液的出现，所以医生在治疗中要尽量操作轻柔，避免造成黏膜及其他软组织的损伤、继发出血。医护人员务必做好相应的防护，如手卫生、戴护目镜或面罩、穿防护衣等，预防交叉感染的发生。

病例点评

艾滋病患者处于免疫缺陷状态，根管治疗过程中要注意：彻底清除根管内感染组织的同时，避免将感染碎屑或坏死的牙髓组织推出根尖孔，诱发根尖感染。对于完善的根管再治疗术

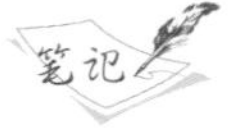

后的游离端缺失牙修复，需考虑患者的身体状况、美观要求、经济状况等因素，尊重患者个人意愿，介绍适合的修复方案。此例艾滋病患者选择单端固定义齿修复方案，既避免了种植手术引发术后感染的风险，又满足了患者美观、方便的要求，取得了良好的临床效果。

参考文献

1. 陈慧．塑化根管再治疗中显微超声技术的临床应用．当代医学，2015，21（29）：59-60.
2. 武明珍，刘延军．3 种方法修复下颌第二磨牙游离端缺失的临床比较．甘肃医药，2015，34（2）：122-124.
3. 刘冬梅．传染病医院工作人员 HIV 职业安全防护分析与对策．中国临床新医学，2017，10（10）：940-942.

（王欣）

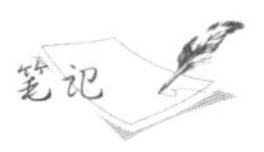

病例 35　牙列缺损伴乙型肝炎

病历摘要

【基本信息】

患者，男，60 岁。主诉“牙缺失多年，要求镶牙”收入院。患者于 5 年前因慢性牙周炎拔除上下颌部分松动牙齿，并于 3 个月后在外院镶上下活动义齿，假牙使用良好，进食效果佳，无不适。近半年，部分残留牙齿再次出现松动，咬合不适逐渐加重，影响进食，遂来我院就诊。

既往史：慢性乙型肝炎病史，原发性肝癌，凝血功能异常，否认高血压、心脏病、糖尿病等慢性疾病史，否认药物过敏史。

【专科检查】

面型对称，张口度、张口型正常，口腔卫生不良，探及大量菌斑，牙石（+ +），余留牙探诊牙周袋深度 3 ～ 10 mm，探及附着丧失 1 ～ 8 mm。出血指数 1 ～ 2。18、14、11、21、22、23、25、26、27、35、37、38、46、47、48 缺失，缺失部位牙槽嵴光滑、丰满，无松软的纤维结缔组织，系带附着正常。12 残根，近中边缘深达龈下 5 mm，松 I 度；13 重度磨耗，未探及穿髓点，叩（–），不松动，冷测同对照；24 见白色充填物，叩（–），冷测无反应，松 I 度；33、34 颈部楔形缺损，未探及穿髓点，冷测敏感不持续，叩（–），松 I 度；36 牙冠完

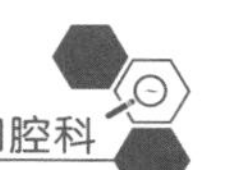

整，松Ⅱ度；41 牙冠完整，松Ⅲ度。余留牙松动Ⅰ～Ⅱ度，无龋坏，磨耗程度不均匀，无明显早接触及殆干扰。

【辅助检查】

实验室检查：WBC 7.6×10⁹/L，NEUT% 72.2%，PT 15.3 s，PLT 58×10⁹/L；PTA% 63%，ALT 32.3 U/L，AST 47.7 U/L。乙肝五项：HBsAg（+），HBsAb（–），HBeAg（+），HBeAb（–），HBcAb（+）。梅毒血清特异性抗体（–）；人免疫缺陷病毒抗体（–）；丙型肝炎病毒抗体（–）。

曲面断层片检查（图 35-1）：12 根尖周有低密度影像，牙周膜增宽；13 重度磨耗近髓，根尖未见明显低密度影像；24 根管内高密度影像欠填，根尖见小面积低密度影像，牙槽骨吸收至根中 1/2；33、34 颈部有楔状缺损影像；36 近中根根尖大面积低密度影像，牙槽骨角型吸收至根尖，远中根根尖小面积低密度影像，牙槽骨吸收至根中 1/2；41 牙槽骨吸收至根尖 1/3。余牙牙槽骨均有不同程度吸收。

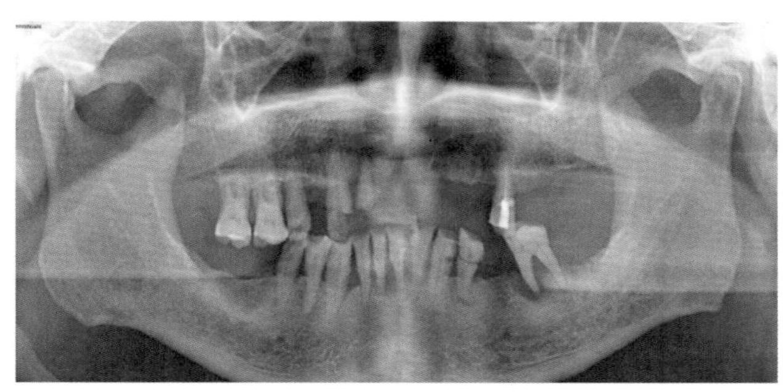

图 35-1 全口曲面断层片检查

【诊断】

牙列缺损；广泛型慢性牙周炎；12 残根；13 重度磨耗；

24、36 慢性根尖周炎；33、34 楔状缺损；慢性病毒性肝炎，乙型；原发性肝癌；凝血功能异常。

【诊断依据】

根据临床检查和曲面断层片诊断以上口腔疾病，根据既往史及实验室检查诊断为乙型肝炎病史，原发性肝癌，凝血功能异常。

【治疗计划】

（1）改善凝血机制后拔除无法保留患牙：12、36、41。

（2）全口牙周系统治疗。

（3）牙体充填术：33、34。

（4）根管再治疗后冠修复：24。

（5）可摘局部义齿修复。

与患者沟通病情及治疗计划，患者同意（1）（2）（3）（5），要求患牙 24 有临床不适症状时再行（4），已向患者交代可能出现的不良后果。

【治疗经过】

（1）改善凝血机制后，拔除无法保留患牙 12、36、41。①术前给予人凝血酶原复合物 600 IU，静脉滴注，每日 1 次，3 天后复查血象：WBC 4.81×10^9/L，NEUT% 69.4%，PLT 64×10^9/L，PT 14.6 s，PTA% 69%，ALT 25.0 U/L，AST 45.3 U/L。凝血功能有所改善。②复查血象结果回报后，当日于门诊阿替卡因肾上腺素注射液（1.7 mL : 68 mg+17 μg）局部麻醉下行 12、36、41 拔除术，拔牙窝内置止血海绵，纱卷压迫止血，冰敷，嘱拔牙后注意事项。

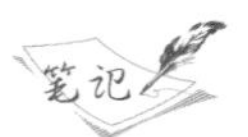

（2）牙周基础治疗：①口腔卫生宣教；②全口龈上洁治术；③龈下刮治术 + 根面平整术。

（3）33、34 楔状缺损充填术。

（4）活动义齿修复：拔牙术后 3 个月行藻酸盐取印模，制取石膏模型（图 35-2，图 35-3）；取殆记录（图 35-4）；试排牙（图 35-5）；义齿制作完成（图 35-6）；患者戴义齿后（图 35-7）。

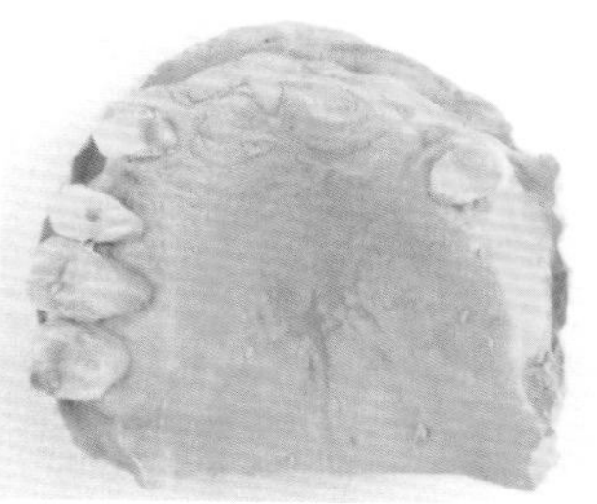
图 35-2　上颌石膏模型

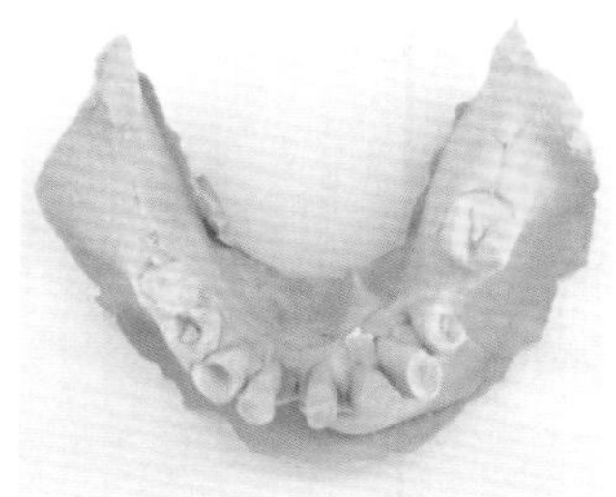
35-3　下颌石膏模型

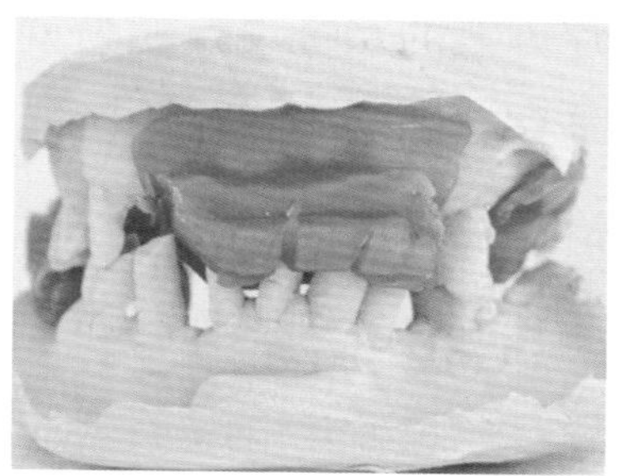
图 35-4　取殆记录

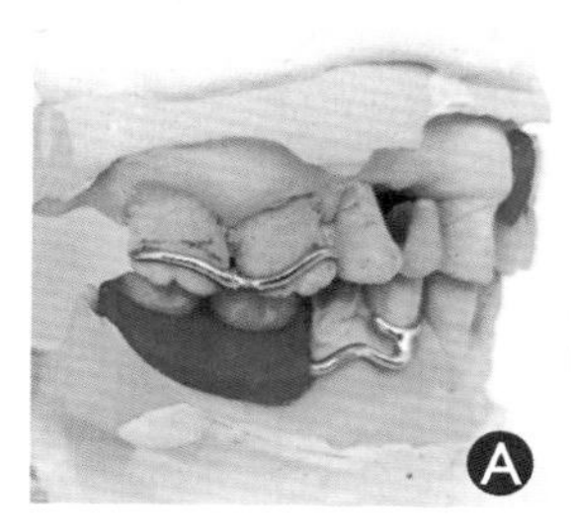

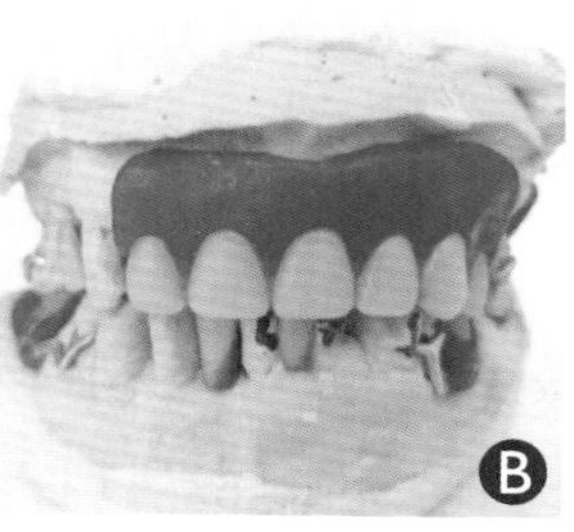

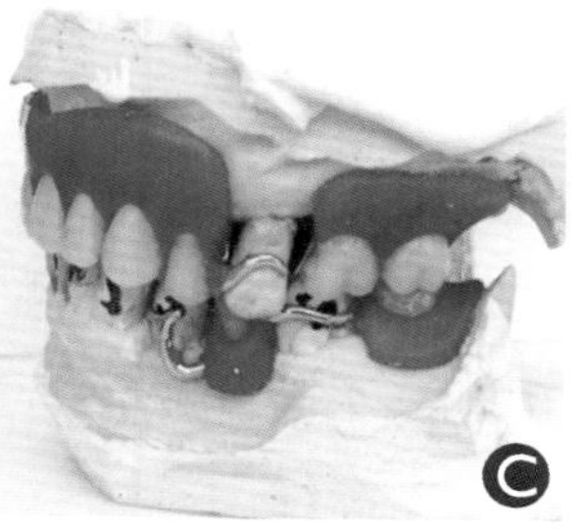

A. 右侧咬合颊面观；B. 正中咬合唇面观；C. 左侧咬合颊面观。

图 35-5　试排牙（唇颊观）

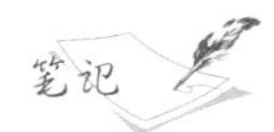

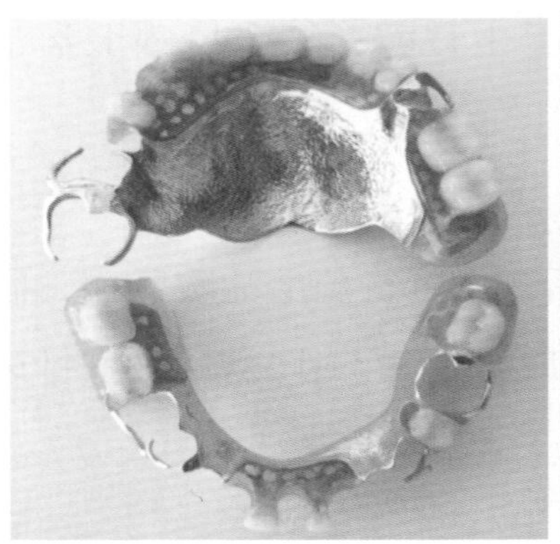

图 35-6　可摘局部义齿制作完成

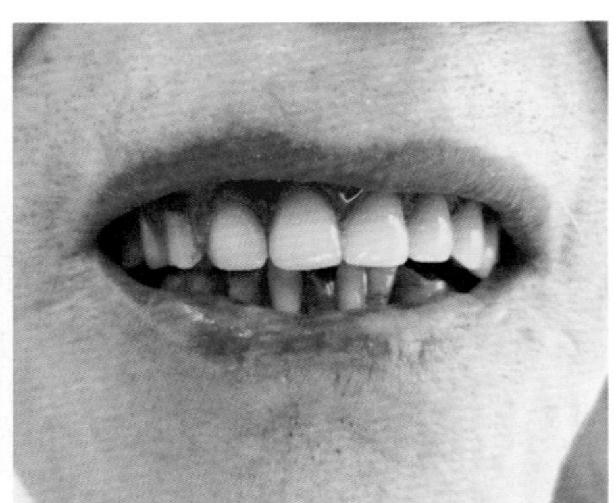

图 35-7　戴入义齿后患者口唇情况

病例分析

1. 牙列缺损的系列治疗理念

牙列缺损是口内牙齿部分缺失所致的恒牙列不完整，其诊断并不困难，但治疗方案的系统设计尤为重要。牙列缺损的系列治疗需要口腔多学科之间紧密合作，以期为修复取得良好效果奠定基础。系列治疗主要包括以下几方面。

（1）急性症状的控制：牙列缺损患者首先治疗口内急性炎症或疼痛的相关疾病，并将潜在的隐患及时处理。

（2）口腔外科准备：修复前的外科准备应早期进行。外科的处置与制取印模的间隔时间越长，组织愈合越完全，尽量缩短患者治疗周期，尽快解决患者修复需求。①齿槽外科：拔除无法保留，预后不佳，影响修复的患牙，修整牙槽嵴形态，调整不良骨外形，切除松软组织或增生龈。②牙周外科：对于余留牙的牙周基础治疗效果不佳，应该行牙周外科手术，最大程度上保存口内余留牙，以取得更好的修复效果。

（3）口腔内科准备：①牙体牙髓科：对于能够保留的患牙，针对牙体情况行相应的根管治疗术或牙体充填术，为基牙的高质量留存做准备。②牙周科：在完善的牙周治疗基础上，去除牙周炎症病因，最大程度上保留轻度、中度松动牙。③黏膜科：治疗义齿性口炎及长期不愈的溃疡，明确诊断无法治愈的黏膜病变，制作义齿时应尽量避开。

（4）口腔正畸科准备：牙列缺损的患者余留牙咬合面高度参差不齐，常通过正畸或调磨等方法来纠正。

（5）口腔修复科准备：对于口内孤立牙，若条件允许，可在保证基牙设计合理的前提下选择固定义齿修复；对于位于远中延伸基托的末端基牙，尽量保存并利用，以保证活动义齿修复后的使用效果。

2. 牙列缺损的影响

牙列缺损后，如不及时修复，会给患者带来很多不良的影响。

（1）咀嚼功能减退：前牙缺失影响切割食物的功能，而后牙缺失影响磨碎食物的功能。对久未修复的缺失牙，可发生邻牙移位、对颌牙伸长，局部咬合关系紊乱，功能接触面减少，临床上主要表现为咀嚼效率降低。

（2）牙周组织改变：邻牙向缺隙侧倾斜移位，会导致邻牙间隙增大、牙周袋出现或加深，及牙周创伤等症状。

（3）发音功能障碍：前牙缺失可影响齿音、唇齿音、舌齿音的发音准确性和清晰度。

（4）美观的影响：前牙缺失，使唇颊部软组织失去支持，产生内陷，合并缺隙的存在严重影响美观；后牙缺失，可造成

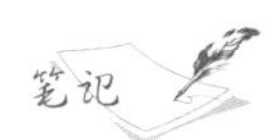

咬合接触关系丧失，面下1/3的垂直距离变短，鼻唇沟加深，面部皱纹增加，面容显苍老。

（5）颞颌关节病变：后牙长期缺失易引起颞颌关节病变。主要原因是一侧咬合关系丧失后，咀嚼肌群张力不平衡；双侧咬合接触关系丧失后，垂直距离变短造成关节病变。

3. 乙型肝炎患者牙列缺损的修复设计

牙列缺损通常采用人工替代材料来恢复缺失牙的解剖形态和生理功能。常用的修复方式包括固定义齿、可摘局部义齿、种植义齿等。每种方式有其特定的适用范围和优缺点。本例患者有肝病史，凝血功能异常，余留牙条件不理想，结合患者需求，采用可摘局部义齿修复的设计方案。但由于患者凝血功能差，拔牙风险高，所以系列治疗中尽量选择保留患牙，在可摘局部义齿的设计方案里姑息保留的患牙舌侧均预留金属网，为后期患牙脱落做准备。

4. 乙型肝炎患者系列治疗的难点

在系列治疗的过程中，对于肝功能异常、凝血机制差的乙型肝炎患者，治疗难点往往集中在如何安全处理无法保留的患牙，及修复前的外科手术准备。正确评估乙型肝炎患者的肝状态，改善围手术期的凝血功能，降低外科术后出血风险，成为牙列缺损系列治疗中的重中之重。同时，乙型肝炎患者系列治疗的沟通工作也尤为重要，尽可能为患者后期的牙列缺损修复提供更加合理的设计方案。

病例点评

健康的牙周条件、基牙情况和良好的口腔黏膜状况是可摘局部义齿修复的基础，切实可行的系列治疗计划、口腔多学科的紧密协作、完善的专科治疗是牙列缺损修复的关键。特别是对于肝功能异常、凝血机制失衡的患者，在修复前的系列治疗中更应紧抓如何降低出血这一风险点，做好细致的医患沟通，设计出符合患者需求的义齿修复方案。

参考文献

1. 王静娟，胡开进，刘平 . 拔牙窝止血类覆盖及充填材料的选择及应用 . 中国实用口腔科杂志，2017，10（10）：586-589.
2. MORAN ISABELLE J，RICHARDSON LIBBY，HELIOTIS MANOLIS，et al. A bleeding socket after tooth extraction. BMJ，2017，357：j1217.
3. 巢永烈 . 口腔修复学 .2 版 . 北京：人民卫生出版社，2015：263-270.

（李雨辰）

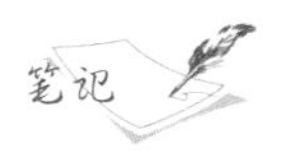

病例 36　釉质发育不全伴丙型肝炎

病历摘要

【基本信息】

患者，女，21 岁。主诉“上前牙着色且表面不平 10 年多”来诊。患者 10 年多自觉上前牙表面不平，颜色偏黄，影响美观，无任何不适，来诊要求治疗。

既往史：患者足月顺产，3 岁时曾罹患急性肺炎，高热数日后治愈；6 岁恒牙更换期间发现上门牙牙色偏黄且表面不光滑，长期观察未见改变。3 年前查体发现丙型肝炎，于我院进行系统治疗。否认高血压、糖尿病、心脏病等慢性疾病史。否认艾滋病、梅毒、乙型肝炎等传染性疾病。否认过敏史，否认精神病史，否认家族遗传史。否认高氟地区居住史。

【专科检查】

双侧颌面部基本对称，张口型、张口度未见异常。口腔卫生情况一般，少量软垢及色素，牙石（–），牙龈色粉红，质地坚韧，出血指数 0 ～ 1，咬合关系未见异常，前牙区覆殆覆盖未见异常。12 ～ 22 牙冠完整，大小基本正常，13、23 颜色较偏黄，且釉质表面不光滑，牙冠唇侧中 1/3 可见许多点、窝状凹陷，透光性较差，探诊牙冠质地坚韧，叩（–），不松，咬诊（–），冷测同对照。

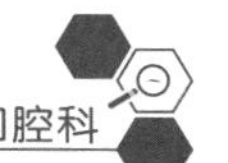

【辅助检查】

实验室检查：WBC 7.23 × 10^9/L，PLT 226 × 10^9/L；PT 11.3 s，PTA% 84%。乙肝五项：HBsAg（–），HBsAb（–），HBeAg（–），HBeAb（–），HBcAb（–）；HIV 抗体（–），梅毒血清特异性抗体（–），丙型肝炎病毒抗体（+）。

【诊断】

釉质发育不全；慢性病毒性肝炎（丙型）。

【诊断依据】

患者 3 岁左右罹患急性肺炎病史，无高氟地区生活史，无外伤及家族史，乳牙发育未见异常。上前牙釉质发育形态异常，表面不光滑，有点、窝状凹陷，呈左右对称，病变未累及所有恒牙。以上均符合釉质发育不全的疾病诊断。

【治疗经过】

（1）与患者交代病情。

（2）治疗方案选择：冠修复、树脂或瓷贴面修复。患者选择前牙二氧化锆瓷贴面修复设计。

（3）治疗：基牙预备（图 36-1）；硅橡胶采印、比色。1 周后瓷贴面试戴，边缘密合，邻接良好，覆𬌗覆盖关系正常，患者满意。表面消毒，进口黏接剂粘接贴面（图 36-2）。

（4）修复后医嘱。

笔记

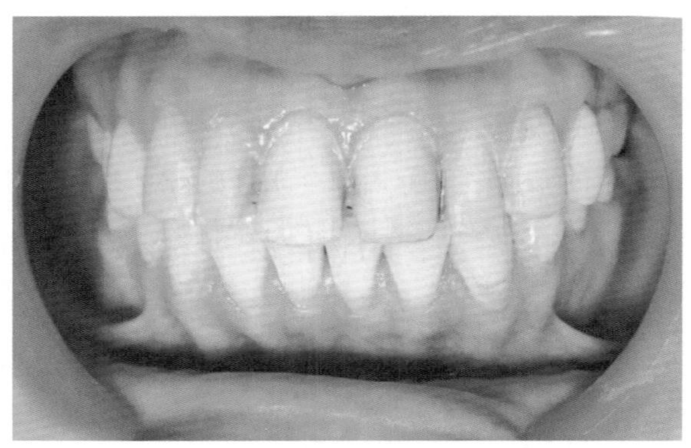
图 36-1　瓷贴面修复牙体预备后

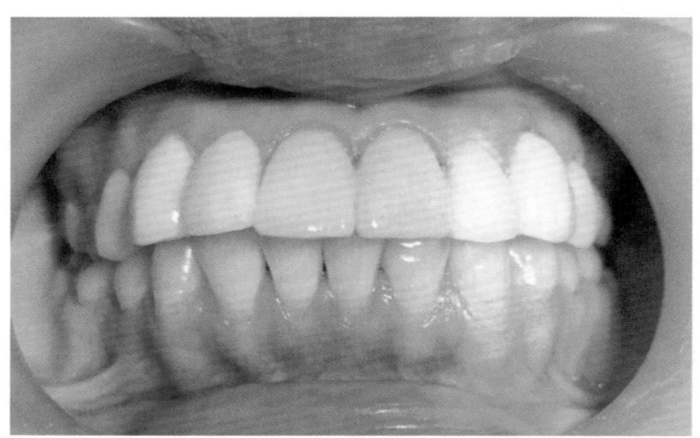
图 36-2　瓷贴面修复治疗后

病例分析

1. 釉质发育不全的病因

牙釉质发育成熟分为两个阶段，先是成釉细胞分泌釉质有机基质，后是矿物质在有机基质上的沉积钙化。在牙釉质发育过程中，由于全身或局部因素干扰釉质发育均可导致釉质结构异常。根据致病因素累及时间，将牙釉质结构异常分为牙釉质发育不全和牙釉质矿化不良，前者是由于成釉细胞受损，分泌

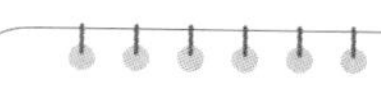

的釉质基质量减少，导致牙釉质变薄或呈点状、带状或沟状缺损，若不伴发矿化不良则硬度正常；后者发生在有机基质的矿化阶段，尽管受累的牙釉质厚度和形态可能正常，却出现不透明的白垩色斑块。

（1）严重营养障碍：维生素 A、维生素 C、维生素 D 及钙、磷的缺乏，均可影响成釉细胞分泌釉质基质和矿化。①维生素 A 缺乏，对上皮组织的影响很明显。②釉质为上皮组织的成釉细胞形成，维生素 C 缺乏时，成釉细胞不能分化成高柱状细胞而蜕变成扁平细胞，使釉质发育不全。对天竺鼠的动物实验证明，维生素 C 缺乏导致成牙本质细胞变性，不能形成正常的牙本质，而形成不规则的、没有整齐牙本质小管的钙化组织，严重时甚至使牙本质发育停止。成牙本质细胞变形后可影响釉质正常发育。③维生素 D 严重缺乏时，钙盐在骨和牙组织中的沉积迟缓，甚至停止；一旦形成釉质基质，由于得不到及时矿化，基质不能保持其形状而塌陷，这些都是釉质表面上形成凹陷和矿化不良的原因。

（2）内分泌失调：甲状旁腺与钙磷代谢有密切关系。甲状旁腺功能降低时，血清中钙含量降低，血磷正常或偏高。临床上出现手足抽搐症，其牙也可能出现发育缺陷，肉眼能见到牙面横沟或在镜下可见加重的发育间歇线。

（3）婴儿和母体的疾病：小儿的一些疾病，如水痘、猩红热等均可使成釉细胞的发育发生障碍。严重的消化不良也可成为釉质发育不全的原因。孕妇患风疹、毒血症等也可能使胎儿在此期间形成的釉质发育不全。发病急、病程短的疾病，仅使釉质形成一条窄的横沟缺陷。

（4）局部因素：常见于乳牙根尖周严重感染，导致继承恒牙釉质发育不全。这种情况常见于个别牙，以前磨牙居多，又称特纳牙。

2. 釉质发育不全的特点及治疗方案

（1）特点：釉质发育不全是牙在颌骨内发育矿化期间所留下的缺陷，在牙齿萌出后被发现，并非牙萌出后机体健康状态的反映。所以，对于这类患者的患牙再补充维生素 D 和矿物质毫无意义。由于这类患牙发育矿化较差，常容易磨耗；患龋后病情进展较快，应适当进行防龋处理。

（2）治疗方案：发生着色、缺陷的牙齿可通过光固化复合树脂修复、烤瓷冠及瓷贴面等方法进行治疗。

3. 肝炎与釉质发育不全的关系

釉质发育不全是牙在颌骨内发育矿化期间所留下的缺陷，凡 12 岁后罹患的疾病（包括肝炎）均不影响牙齿的发育。在修复治疗期间，肝炎患者应密切注意患者的凝血功能，避免在预备牙体时由于凝血功能障碍造成渗血不止。

4. 肝炎与釉质发育不全治疗方案的选择

对于凝血功能障碍的肝炎患者，治疗方案的设计中要结合患者全身情况进行评估，为减少牙龈的创伤和刺激，建议患者选择贴面修复，以避免修复后牙龈炎症状态持续存在。

病例点评

釉质发育不全的患者对美观性要求较高，修复前要进行全面系统的牙周检查和治疗。尤其对于肝病患者，易罹患慢性牙

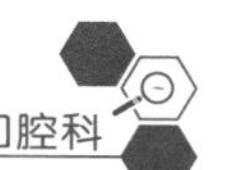

周炎，为减少牙龈出血对于修复治疗的影响，要严格把控修复适应证的选择。做好修复后患者的口腔卫生宣教，定期复查，对美容贴面的长期维护也相当重要。

参考文献

1. 周雅川，周学东，郑黎薇．微小 RNAs 在牙釉质发育过程中的表达和作用．华西口腔医学杂志，2017，35（3）：328-333.
2. CAPAR I D，ERTAS H，ARSLAN H，et al. A retrospective comparative study of cone-beam computed tomography versus rendered panoramic images in identifying the presence，types，and characteristics of dens invaginatus in a Turkish population. J Endod，2015，41（4）：473-478.

（孙欣彤）